速效 足疗图典

SuXiao ZuLiao TuDian

起源发展／基本理论／适应症状／常用方法
辨证取穴／浴液配方／足浴疗法／保健方法

朱文增／编著

浙江出版联合集团
浙江科学技术出版社

图书在版编目（CIP）数据

速效足疗图典／朱文增编著. —杭州：浙江科学技术出版社，2015.4

（家庭速效自疗大全）

ISBN 978-7-5341-4434-9

Ⅰ.①速… Ⅱ.①朱… Ⅲ.①足—按摩疗法（中医）—图解 Ⅳ.①R244.1-64

中国版本图书馆 CIP 数据核字（2012）第 035414 号

丛 书 名　家庭速效自疗大全
书　　名　速效足疗图典
编　　著　朱文增

出版发行　**浙江科学技术出版社**
　　　　　杭州市体育场路 347 号　邮政编码：310006
　　　　　办公室电话：0571-85176593
　　　　　销售部电话：0571-85176040
　　　　　网址：www.zkpress.com
　　　　　E-mail：zkpress@zkpress.com
排　　版　北京天马同德图书有限公司
印　　刷　北京建泰印刷有限公司

开　　本　710×1000　1/16　　　印　　张　17.25
字　　数　270 千字
版　　次　2015 年 4 月第 1 版　　2015 年 4 月第 1 次印刷
书　　号　ISBN 978-7-5341-4434-9　　定　　价　24.80 元

责任编辑　王　群　沈秋强　张　特　　　　**责任美编**　秋　实
责任校对　胡　水　　　　　　　　　　　　**责任印务**　崔文红

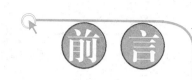
前 言
FOREWORD

　　足浴疗法源自我国远古时代，是先民们在长期生产、生活实践中的知识积累和经验总结，至今已有3000多年的历史，可谓源远流长。足浴疗法作为一种中医外治疗法，不受时间、地点、环境、条件的限制，具有易学易用、操作简便、疗效确切等优点，能够有效防治内、外、妇、儿、皮肤、五官科多种疾病，以其独特的治疗保健作用而得到日益广泛的应用。

　　足浴疗法包括两部分：中药足浴、足部按摩。足部是人体的"第二心脏"，是人体健康的"晴雨表"。根据中医学理论和现代全息生物学理论，应用多种中药组方，通过足部药浴，药性透过穴位直达脏腑，达到托毒透邪、补肾养血的功效，并施以足部穴位按摩，疏通经络，调理气血。古人云"春天洗脚，升阳固脱；夏天洗脚，暑湿可祛；秋天洗脚，肺润肠濡；冬天洗脚，丹田温灼。"

　　千百年来，足浴疗法广为流传。《黄帝内经》记载了经络穴位，其中包括足部20多个穴位，并且在10多个篇章中描述了足部按摩的具体方法；名医华佗创立的"五禽戏"包括足部导引术等内容；葛洪的《肘后备急方》记载了足心按摩疗法；《摩诃止观》记载了"意守足"养生法；认为"常止心于足者，能治一切病"；《琐碎录·杂说》指出："足是人之底，一夜一次洗"，提倡濯足养生法；《修龄要旨·祛病八法》记载了足部按摩的具体方法；李时珍在《奇经八脉考》中指出："寒从脚下起"，故足为治病保健之根本。

　　本书以通俗易懂的语言、大量经络穴位图解，为您详细介绍足浴疗法这一集养生保健与治疗疾病于一体的自然疗法。第一章主要讲述足浴疗法的起

速效足疗 图典

源发展、基本理论、适应证等；第二章主要讲述足浴疗法的常用方法；第三章主要介绍足部穴位及反射区；第四章主要讲述足部诊断的实际应用；第五章主要介绍常见病足浴疗法，包括呼吸系统、消化系统、泌尿生殖系统、心血管系统、神经系统数十种常见病，针对每一种疾病的防治，详细介绍经济实用的足浴液配方、辨证取穴等，方便读者在日常家庭保健中选用。

由于编者水平有限，时间仓促，若有疏漏之处，敬请广大读者批评指正，以便今后不断完善。

编　者

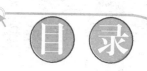
第一章 足疗基本知识

第二章　足疗常用方法

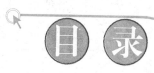

第三章 足部穴位与反射区

第四章 足部诊断的应用简介

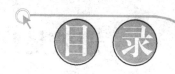

第五章 常见疾病的足部疗法

速效足疗 图典

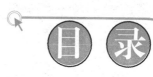

第一章 足疗基本知识

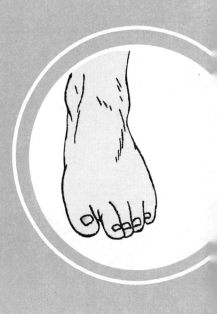

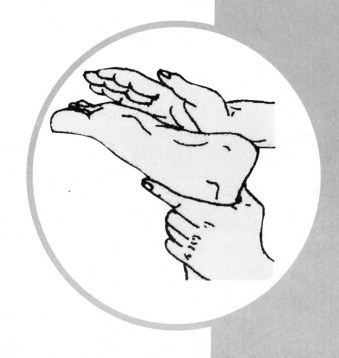

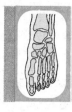

一、足疗的起源与发展

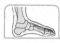 ## 什么是足疗

所谓足疗，是指通过按摩、针灸、刮痧、拔罐、贴敷、洗浴等物理治疗手段，对足部经络穴位、反射区等进行刺激，从而调整人体生理机能，提高免疫系统功能，达到防病、治病、保健、强身目的的一种中医传统外治疗法。它不受时间、地点、环境条件的限制，而且具有易学、易掌握、易操作、方便灵活、见效快等优点，能够有效预防及治疗内、外、妇、儿、皮肤、五官各科疾病。

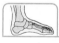 ## 足疗的起源

足疗起源于我国远古时代。早在4000多年前，人们就用赤足舞蹈的方法治疗疾病。《吕氏春秋·古乐》记载有："昔陶唐氏之始，阴多滞伏而湛积，水道雍塞，不行其原，民气郁阏而滞著，筋骨瑟缩不达，故作舞以宣导之。"《路史》前记第九卷也有一段相似的记载："阴康氏时，水渎不疏，江不行其原，阴凝而易闷。人既郁于内，腠理滞著而多重，得所以利其关节者，乃制之舞，教人引舞以利导之，是谓大舞。"这些记载说明，远在氏族社会时期，人们就已经开始运用足疗来治疗疾病了。

其后，中医古典医籍中一直不乏有关足疗的记载。例如，晋代葛洪的《肘后备急方》中记载有按摩足心疗法；隋朝高僧知仕在其《摩诃止观》中亦有关于"意守足"的养生法，他认为"常止心于足踵，能治一切病。"

此外，历代书籍、中医养生学著作也记载了许多有关足疗的内容。例如《琐碎录·杂说》指出："足是人之底，一夜一次洗。"书中提倡濯足养生法，认为春季濯足升阳固脱，夏季濯足暑湿可祛，秋季濯足肺润肠濡，冬季濯足丹田温灼。《修龄要旨·祛病八法》中则强调足部按摩，书中记述了足部按摩的具体方法："平坐，以一手握脚趾，以一手擦足心赤肉，不计数目，以热为度……此名涌泉穴，能除湿气，固真气。"

明清时代，众多医学家将足疗视为养生保健的好方法，明代著名医学家李时珍在《奇经八脉考》中指出"寒从脚下起"，故足部为治病之根本。

从以上论述可以看出，在我国古代，足疗作为一种集养生保健与疾病治疗于一体的治疗手段，已经得到了相当程度的发展。

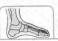 足疗的发展

足疗的近代发展与生物全息论及反射区疗法等研究密切相关。也就是说，生物全息论的创立，生物全息疗法的发明，以及反射区疗法的普及，促进了足疗的普及与发展。

20世纪初，美籍医生威廉·菲兹杰拉德（William Fitzgerald，1872～1942年）以现代医学方法研究整理反射区疗法的成果，于1917年发表了《区域疗法》一书（另一说为 William Fitzgerald 博士和 E. Bowers 博士共同发表了专著）。他继承和总结了与流传于欧洲及美洲，而且具有同一渊源的区域疗法，并用现代医学方法进行研究和整理，在西方医学界引起了较大反响。其后，许多学者也相继发表了许多有关足反射区的论著，分别从解剖学、神经生理学角度，采用现代医学方法对足部反射区进行研究，并结合足部反射区治疗的临床经验，逐步形成了比较完整的足反射区图。

足浴疗法正以其独特的医疗保健作用引起全世界的广泛重视和关注，国内外都在深入开展这方面的研究工作。

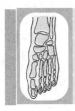

二、足疗的理论基础

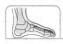 足疗的原理

经络学说是中医学的基础理论之一，是研究人体经络系统的构成与分布、生理功能与病理变化及其临床应用的一门学说。经络学说与脏腑学说密切结合，对足疗的辨证施治起到重要的指导作用，是足疗的理论基础之一。

什么是经络呢？

经络是人体内部气血运行的通路。"经"指经脉，是经络系统中纵行的干线，分布在人体深层。"络"指络脉，是经脉的分支，纵横交错，分布于人体浅表部位。

经络学说认为，足三阴经和足三阳经分别起始和终止于足部。它们分别是足太阴脾经、足阳明胃经、足少阴肾经、足太阳膀胱经、足厥阴肝经和足少阳胆经。通过经络关系，分别与手三阴经、手三阳经沟通，共同维持人体气血的运行。脏腑病变可通过经络互相影响，反过来，疏通经络，又可达到治疗脏腑病变的效果。有9条经脉由足部起始或终结，足部经脉是气血出入的门户，又是人体腧穴分布最密集的区域之一。每一只脚上分布着大约38处腧穴，其中经穴33处，经外奇穴5处。

足部腧穴具有特殊生理功能，或是主经气出入的五输穴，或是与内脏及奇经八脉有着密切联系的原穴、郄穴。因此，足部腧穴的临床治疗作用十分广泛。

原穴是脏腑、经络中元气驻留的部位，其中太白、太溪两穴驻留着后天水谷之气与先天肾原之气。众所周知，脾肾之气与人体正常生理功能的维系，与人体衰老有着密切的联系。因此，选用上述穴位与其他腧穴相配合进行足疗，可以有效提高人体的正气水平，增强机体抵抗病邪的能力，有效防治各系统疾病，起到防老抗衰的作用。

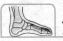 全息生物学理论

全息生物学是我国著名生物学家张颖清教授创立的，是研究全息胚生命现象的科学，是生物学的一个重要分支。

胚胎学认为，在受精卵内包含有父母赋予的全部生物学信息。在发育中细胞不断分裂，每个细胞中都含有与受精卵细胞相同的生物学信息。最后发育成复杂的机体后，每个局部依然包含着整个机体的全部生物学信息。足就是这样的局部，可以把它看成是全身的缩影。足部的每个反射区都有着与其对应的器官。

因此，足是一个全息胚，它包含人体各器官或部位的反射区。按摩、针刺反射区可以查出病症，调节和改善各器官系统功能活动，具有增强体质、保健抗衰老等功效。

血液循环理论

血液循环担负着把营养物质和氧输送到全身各组织器官，并将代谢废物、二氧化碳输送到肾、肺、皮肤排出体外的任务。足部处于全身最低的位置，离心脏最远，血流速度最慢。血液中的酸性代谢产物和矿物质容易在此积聚，可诱发相关疾病。

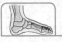 免疫调节作用

许多肽类物质如内啡肽、脑啡肽、血管活性肽、γ-神经肽等均能影响免疫功能。在各种肽类物质调节下，机体处于免疫平衡状态，一旦这种平衡失调，就会患病。

足部按摩可以引起一系列神经生理反应，活跃细胞，增强细胞免疫和体液免疫功能，还能调节激素分泌水平。尤其是对脾和淋巴腺等反射区的按摩，

可增加血液中白细胞总数，并提高吞噬细胞的活性，激活 T 淋巴细胞及 B 淋巴细胞的免疫功能。

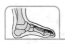 ## 心理调适作用

当代社会竞争激烈，每个人都承担着不同程度的心理压力，这种压力会引起疾病，例如，由于郁闷、忧伤、焦虑、紧张、恐惧等造成失眠、紧张、消化不良、高血压等，由于暴怒、狂喜、骤惊、大悲等引发心脏病等。如果心理压力长期不能缓解，则会引起机体功能失调和抵抗力下降，进而影响身心健康。

足部按摩可以使人得到良好的心理治疗。首先，足部按摩是一种很好的休息方式，可以使人充分放松，得到良好的休息，精神得到调节，体力增强。另外，从人与人的关系上看，足部按摩会使患者感受到关怀和爱抚，如果是亲人或朋友为自己按摩，这种宽慰的心情可以产生强大的精神力量，这就是心理调适作用。

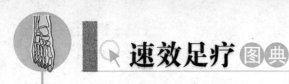

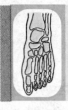

三、足疗的适应证与禁忌证

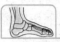 **适应证**

❶ 内科疾病：感冒、支气管炎、支气管哮喘、慢性胃炎、呃逆、消化性溃疡、慢性腹泻、糖尿病、单纯性肥胖、慢性肾小球肾炎、尿潴留、尿路感染、尿失禁、中风后遗症、神经衰弱、面神经麻痹、三叉神经痛、慢性头痛、失眠、眩晕、高血压、不孕不育、中暑、厥症、癔症等。

❷ 外科疾病：颈椎病、落枕、肩周炎、坐骨神经痛、腰椎间盘突出症、风湿性关节炎、慢性胆囊炎、直肠脱垂、痔疮、疝气、足跟痛等。

❸ 妇科疾病：月经不调、痛经、闭经、更年期综合征、子宫脱垂、乳腺小叶增生、产后缺乳等。

❹ 男科疾病：阳痿、早泄、遗精、前列腺肥大等。

❺ 五官科疾病：过敏性鼻炎、扁桃体炎、口腔溃疡、近视、老花眼、慢性咽炎等。

❻ 儿科疾病：小儿夜啼、疳积、小儿多动症、小儿厌食症等。

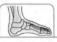 **禁忌证**

下列情况应当禁用或慎用足疗：

❶ 出血性疾病，例如呕血、吐血、便血、尿血、咯血、脑出血、崩漏等。

❷ 妇女妊娠期应禁用，月经过多者应慎用。

❸ 严重心、肝、肺、肾功能衰竭。

❹ 肺结核活动期、心脑血管病。

❺ 长时间服用激素者和极度疲劳者。

❻ 一切危重急症，如急性腹膜炎、宫外孕、急性心肌梗死等。

❼ 传染性疾病。

第二章

足疗常用方法

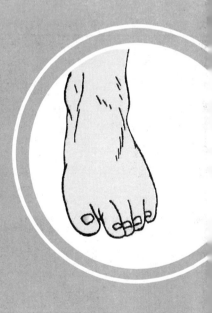

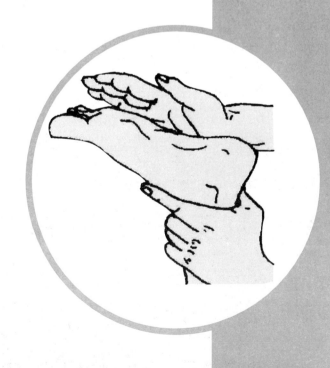

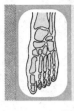

一、足部常用按摩法

 ## 拇指指腹按压法

◉ 操作方法

以拇指指腹固定在施术部位，向下按压并着力进行左右、前后轻柔缓和的内旋及外旋转动，带动皮下组织。

◉ 适用反射区

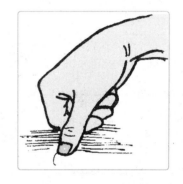

心脏（轻手法）、胸椎、腰椎、骶椎、外生殖器和尿道、髋关节、肛门和直肠、腹股沟、坐骨神经、下腹部等。

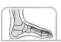 ## 拇指扣拳法

◉ 操作方法

用拇指指背关节面垂直着力于施术部位，做单方向刮动，并缓慢加压、移动。

◉ 适用反射区

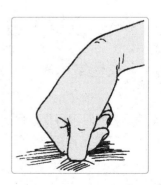

大脑、额窦、肾上腺、肾、斜方肌、肺、胃、十二指肠、胰脏、肝、胆囊、输尿管、大肠、心脏、脾脏等。

注意：此手法容易固定，力度适中，很多反射区都适用，建议多使用。

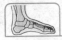 **单食指扣拳法**

操作方法

一手握扶足踝部，另一手握拳，食指弯曲，拇指固定，以食指近节指间关节为施力点，按压足部反射区。

适用反射区

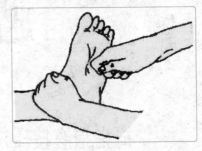

头部、眼、耳、斜方肌、肺、胃、十二指肠、胰、肝、胆囊、肾上腺、肾、输尿管、膀胱、腹腔神经丛、大肠、心脏、脾脏、生殖腺、肩关节、肘关节、膝关节、上身淋巴结、下身淋巴结等。

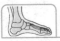 **单食指刮压法**

操作方法

一手握扶足部，另一手拇指固定，食指弯曲呈镰刀状，用桡侧缘施力刮压按摩。

适用反射区

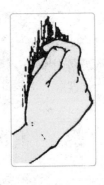

生殖腺、前列腺或子宫、内尾骨、外尾骨、胸部淋巴结、内耳迷路等。

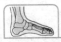 **双指钳法**

操作方法

一手握足，另一手食指、中指弯曲呈钳状，夹住施术部位，同时用拇指在食指中节上加压施力按摩。

适用反射区

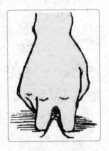

颈椎、甲状旁腺、肩关节等。

双拇指分推法

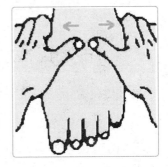

◎ 操作方法

以双手拇指指腹为着力点或食指外侧缘为着力点，同进施力于足部反射区部位，用力均匀、沉着，同时以一点为中心做直线分开，重复数次。

◎ 适用反射区

足背膈、肩胛骨。

拇食指扣拳法

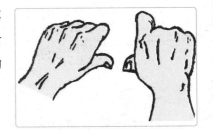

◎ 操作方法

操作者将双手拇、食指张开，食指第一、二节弯曲，另三指握拳。施力部位为食指第一指关节处。术者用拇指固定为辅助点，手腕用力，力达食指第一指关节处。

◎ 适用反射区

横膈、上身淋巴结、下身淋巴结等。

双拇指扣掌法

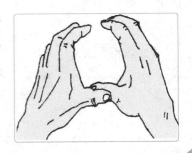

◎ 操作方法

操作者双手张开成掌，拇指与其他四指分开，两手拇指相互重叠在一起。施力部位为手腕及重叠在上的拇指处。术者着力于拇指重叠处的指腹，并用其余四指紧扣脚掌推压。

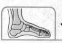 **适用反射区**

肩、肘、子宫、前列腺等。

合掌搓法

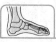 **操作方法**

双手夹住施术部位，掌心相对用力，做相反方向快速揉搓，同时做上、下方向往返移动。搓快移慢，双手夹持不可太紧。

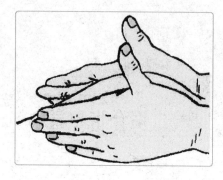

适用反射区

本法可作为足部反射区按摩的结束手法。

双掌握推法

操作方法

操作者一只手的四指与拇指张开，以拇指指腹为着力点，另外四个手指扣紧；另一只手为辅助之手，紧握脚掌。施术之手顺力向上推，施力部位为大拇指指腹。术者施术时，用前臂的力量，并用手腕、手掌的力量，使大拇指施术时力量更大。

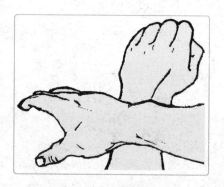

适用反射区

睾丸（卵巢）、前列腺、子宫、下腹部、尿道、直肠、内外侧坐骨神经。

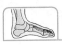 ## 单掌擦法

操作方法

用单指或手掌大、小鱼际及掌根部附着于足部，紧贴皮肤进行往复、快速直线运动，使之产生热量并向身体内部透入。

适用反射区

掌擦法和大鱼际擦法可用于足底诸多反射区。小鱼际斜擦法可用于肾、输尿管、膀胱反射区。

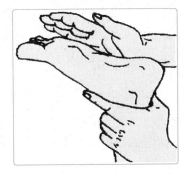

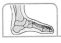 ## 捏足摇法

操作方法

一手握住足踝部跟腱下方，另一手握住足趾部，稍用力向下牵引拔伸，同时做踝部顺时针或逆时针环转动作。

适用反射区

此法可用作足部反射区按摩的结束手法。

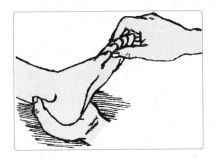

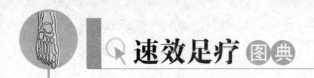

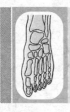

二、家庭常用足浴疗法

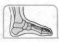 常用足浴容器

家庭常用足浴容器是桶或盆，由于足浴剂具有渗透性，所以用木桶或木盆更佳。根据足浴的经验，不同品种树木制成的木桶、木盆，在足浴中效果明显不同。

最高档的是桧木，桧木是一种高档木材，芬多精含量最高，质地比杉木稍硬，较难取得，价格最高。

其次是香柏木，香柏木也是一种较高档的木材，芬多精含量也很高，耐腐蚀性最佳，是制桶的首选木材。

杉木是较普通的木材，成材树龄较短，质地较轻，密度不高，含有一定的芬多精，杉木的香味具有促进睡眠的作用。

除了以上三种木材，塑料、塑胶、搪瓷也是制作足浴容器的材料。虽然这三种材质制成的容器不含芬多精，但是其保存、使用方便。虽然塑料、塑胶、搪瓷没有木材天然的保健功能，但具有制作简单、形状可塑性大等特点，可以制造海水足浴盆和足浴按摩盆。

海水足浴盆的材质一般为塑料、搪瓷等，可以将一些表面光滑的鹅卵石、塑料球、玻璃球等放到盆里，足浴时可用脚在上面踩动、滚摩，有保健效用。

足浴按摩盆一般由塑胶制成。外形设计贴近足型，可以按摩足底、足背和足内外侧反射区，使用方便。

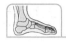 ## 足浴液的温度

根据足浴液的温度可以分为温泡、凉泡、高温泡、微温泡四类。

（1）温泡

足浴液温度为 37～42℃，泡脚 10～30 分钟，这是足浴疗法最常用的温度和时间。这种水温具有促进血液循环和淋巴循环，缓解血管痉挛，灵活肢体动作，消除肌肉紧张，改善神经营养等作用，并有镇痛和促进新陈代谢作用，也是药物透皮吸收的最佳温度。

（2）凉泡

把手放在足浴液之中有冷感，水温一般低于 33℃，每次浸浴时间不能超过 10 分钟。适宜于夏季炎热气候，以解暑和强壮身体为目的。凉泡对人体是一种强刺激，在冬季尤其如此，能使人体产生一系列适应性反应，如增强血管弹性，增加氧气摄入，增强对寒冷的抵抗力，能有效配合药物发挥治疗作用。

（3）高温泡

足浴液温度为 42～44℃，每次泡脚时间不超过 10 分钟。这一温度能扩张血管，改善血液循环，加快新陈代谢，促进代谢产物排出，有助于组织机能的恢复。

（4）微温泡

足浴液温度为 34～36℃，泡脚时间为 15～30 分钟，这一温度可引起中枢神经抑制过程，有镇静安神作用，通过放松双脚从而放松全身、诱导睡意，以治疗心神不安、心胆气虚、心肾不交及肝火偏盛为目的。在泡脚过程中，不应有出汗现象，否则不能起到镇静安神作用。这种温度的足浴对郁症、脏躁及中风后遗症有显著疗效。

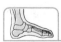 ## 足浴的方法

足浴是在中医辨证或辨病的基础上，选取适当的药物，组成足浴方剂，制备溶液，通过泡洗足部来强身健体、防病保健的一种方法。保健足

浴常趁药液温度高、蒸气多时先熏后洗，当温度下降到能泡脚的温度时再泡脚。泡脚的温度和时间可根据病情来定，一般温度控制在 34～44℃，时间为 15～30 分钟。

足浴疗法可分为足部熏蒸法和足部泡浴法，两者合称足部熏浴法，也就是广义上讲的足浴疗法。

熏蒸法又称蒸气疗法或中药蒸气浴，是通过药液加热蒸发的气体进行熏蒸治疗的方法。具体方法为：将加水煮沸的中草药煎剂倒入容器内，足底离药液保持一定的距离，上部盖上毛巾，防止热气外透，便于保温。泡浴法又称浸浴法，是用热水泡药或把药物煎汤浸浴双足，以达到保健目的的方法。具体方法为：将加水煮沸的中草药煎剂去渣取液，待温后浸浴双足。

两种疗法均可使足部血管扩张，血液循环加快，血流量增加，组织代谢加快；使药物通过蒸气热力透皮吸收，再经过穴位、经络进入人体，由表及里，从下到上，由体表到体内，起到贯通上下、调节阴阳的作用。

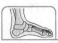 足浴剂的选择

（1）草木香水晶泥足浴剂

含黄连、苦参、蛇床子、藏菖蒲等中药萃取物及香薰精油和吸水树脂。具有活化细胞、软化角质、去污除臭、清热祛湿、杀虫止痒等功效。一般分为芦荟、柠檬、薄荷、牛奶、檀香、黄玫瑰、红玫瑰、桂花、红花等类型。

（2）香薰水晶泥足浴剂

由天然植物香薰精油、高分子吸水材料、维生素 E、保湿因子、红花素、薄荷等成分组成。具有疏通经络、促进血液循环、消除疲劳、清洁皮肤、消炎抑菌、除臭止痒、滋润皮肤、软化角质等功效。

（3）薰衣草水晶泥足浴剂

由薰衣草、枯矾、甘松、木香、甘草、藿香、苦参等天然中草药组成，

采取高科技手段提取精华，以吸水材料为载体精制而成。具有香足除臭、辟秽去浊、愉悦身心等功效，对身有异味、足臭者尤为适宜。

（4）冰片水晶泥足浴剂

由无机盐、植物精油、中草药提取物、薄荷、冰片组成。具有消炎抑菌、洁肤止痒、爽肤润肤、去除异味、软化角质、疏通经络、消除疲劳、促进血液循环等功效。

（5）藏药藻泥足浴剂

选用优质海藻，再配以天然藏药、芳香精油，经过精心加工提取而成。具有保湿护肤、活血散瘀、去除冷痹疼痛、除臭止痒、消除疲劳等功效。

（6）足舒宝灭菌药包

由苍术、茯苓、北细辛、车前子、金钱草、百部、蛇床子、地肤子等地道中药精制而成。具有消炎杀菌、抑制真菌生长、止汗除臭等功效，对顽固性脚气尤为适宜。

（7）古道芳足浴剂

由檀香、丁香、独活、桂枝、当归、川芎、艾叶、菖蒲、薄荷等中草药提取物精制而成。具有爽足香体、清心宁神、通经活络、通畅气血、辟秽除浊、敛汗除臭等功效。

（8）足浴桑拿粉

选用富含天然芳香挥发油的丁香、菖蒲、苍术、当归、菊花、芦荟等名贵中草药制成。具有辟秽除瘴、愉悦身心、缓解疲劳、促进循环、软化角质、香足除臭等功效。

（9）金银花足浴剂

由金银花、檀香、丁香、独活、桂枝、当归、川芎、艾叶等中草药提取物精制而成。具有清热解毒、杀菌抑菌、活血通络、辟秽除臭等功效。

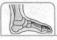 ## 家庭足浴方法简介

（1）水醋足浴法

这种足浴方法可解决脚臭问题，醋可杀灭细菌，在一定程度上可以治疗脚气，缓解疲劳，也可滋润皮肤，软化角质，增加皮肤弹性，有一定的促进睡眠作用；可以清除人体代谢废物，治疗多种慢性病。

米醋或老陈醋100～150克，倒入足浴盆中，水温在40℃左右，水要有多半盆，最好洗15分钟左右。

风湿病患者可以采用这种方法足浴，因为这种足浴方法能祛除风湿，改善畏寒怕冷症状。

（2）盐水足浴法

盐水足浴可以防脚气，使双脚皮肤光滑，还可以预防感冒。

用这种方法足浴时，可以一边泡一边按摩足心涌泉穴，能助睡眠抗衰老。

（3）姜水泡脚法

将100克生姜、20克陈皮、30克薄荷混在一起煎水足浴，可以暖脾胃、祛湿、解乏，治疗失眠。

（4）酒水足浴法

在足浴剂中加入一些酒，可以促进血液循环。将酒和茶叶或葛根一起煎水足浴，可以除脚臭。双足浸泡15分钟后，再取少许红花油搓揉脚背、脚心至发热，可以缓解疲劳。

（5）柠檬足浴法

足浴液中加入柠檬精油，这种足浴方法可以预防感冒、顺气提神，也可以软化角质，消除脚部水肿。

 ## 足浴的时间要求

（1）每天足浴几次为宜

一般保健足浴，每天1次即可；如果以治疗某种疾病为目的，则每天至少2次以上。

（2）每天什么时间足浴为宜

如果每天足浴 2 次，一般上午 10 点钟 1 次，晚上睡前 1 次；如果每天足浴 1 次，则于睡前进行，因为睡前足浴对消除疲劳大有好处。

（3）每次足浴时间多长为宜

一般为 30 分钟以上，但风湿性关节炎、高血压等疾病患者要适当延长。每次足浴的时间还应根据足浴者的年龄、性别、疾病情况，以及足浴后的疗效逐步调整。

足浴的注意事项

❶ 足浴时，要注意水温适中，防止烫伤皮肤，尤其是生活不能自理者、感觉迟钝者更应注意。

❷ 发热、出血患者不宜足浴，体质虚弱者足浴时要加强护理，防止发生晕厥等异常情况。

❸ 外治药物一般剂量较大，有些药物还具有毒性，故一般不宜入口。足浴完毕后，应洗净患处并拭干。

❹ 足浴时会消耗很多热量，而中老年人糖原储备较少，容易发生低血糖反应。

❺ 忌餐后立即足浴。人体消化功能在餐后最活跃，如果饭后立即足浴，会使皮肤血管扩张，消化器官的血液供应相对减少，从而妨碍食物的消化和吸收。

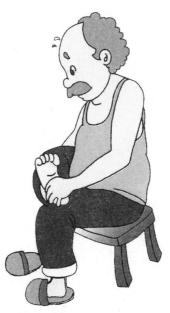

❻ 忌用力搓擦皮肤。这样容易造成表皮细胞损伤，甚至出血，使皮肤的自然屏障能力下降，在皮肤微小破损处，细菌或病毒就会趁虚而入。

⑦ 忌在水中久泡。如果在热水中久泡，则皮肤毛细血管扩张，容易引起大脑暂时性缺血。患高血压、动脉硬化的老年人在热水中浸泡过久，有诱发中风的危险。

⑧ 足浴出汗后，必须注意避风，否则不仅会引起感冒，还会引起腰腿痛。

三、足部常用其他疗法

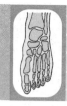

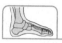针刺疗法

针刺疗法是指以毫针为治疗工具，采用不同的针刺方法刺入膝关节以下相应的腧穴、经络。针刺膝关节以下穴位可以疏通人体经络，调整脏腑气血，恢复人体阴阳平衡，从而达到保健、康复、防病治病的目的。

为了使针刺疗法达到预期的效果，而且做到进针不痛、起针不觉、气至而有效，必须经常练习各种针法，同时为了增强指力，还必须锻炼身体，使身体强壮，保证针刺手法顺利实施。

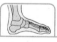艾灸疗法

艾灸疗法是将用艾绒制成的艾炷或艾条点燃后，在身体相应的穴位或病变部位，通过艾火的温热力和药物作用，达到治疗疾病和保健的目的。治疗原理主要是通过腧穴、经络传导，起到温通气血，扶正祛邪的作用。艾灸疗法不仅能治疗疾病，而且能预防疾病，如灸足三里、三阴交、悬钟、涌泉等穴位，能培补元气，增强体质，预防疾病。艾灸疗法取材简便、价格低廉、疗效显著，几千年来一直为临床广泛使用。

艾炷有大、中、小之分，一般根据患者的性别、年龄、体质、疾病种类选用，家庭保健艾灸以小艾炷或中艾炷为宜，使用前应咨询专业人员。

时间较久，柔软，触感佳，淡黄色，较嫩，不含杂物，易燃且燃烧缓慢的为优质艾绒。颜色又绿又黑，触感不佳，不易点燃，而且容易中途熄火的

为劣质艾绒。

点燃艾炷应使用线香之火，线香以硬而不易折断者为宜。其他用品包括擦拭皮肤的酒精、脱脂棉球、接线香灰的器皿、标记穴位的小笔、夹艾炷的镊子等。

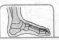 ## 敷贴疗法

敷贴疗法又称外敷疗法，是将新鲜药物直接捣成泥糊状，或将干燥的药物研为细末，加入酒、醋、水、姜汁、蒜汁、鸡蛋清、香油、菜油、蜂蜜、猪油等液体，调制成糊状，敷贴于特定的穴位或局部。本法是一种常用外治法，操作简便，疗效显著。药性通过皮毛腠理，由表及里，循经传至脏腑，调节人体的气血、阴阳，扶正祛邪，达到治疗脏腑疾病的目的。因此，敷贴疗法既可治疗局部病变，又能治疗全身性疾患。在使用敷贴疗法时，应针对病变选择药物。

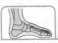 ## 刮痧疗法

刮痧疗法是指采用光滑的硬物器具、手指、瓷匙、古钱币、玉石片等，蘸上食用油、凡士林、白酒或清水，在人体表面特定部位，反复进行刮、挤、揪、捏、刺等物理刺激，造成皮肤表面瘀血点、瘀血斑或点状出血。通过刺激体表皮肤及经络，改善人体气血流通状态，从而达到扶正祛邪、调节阴阳、活血化瘀、清热消肿、软坚散结等功效。

足部刮痧疗法是对足部经络、穴位、反射区等进行刮痧治疗的方法。足部刮痧疗法操作方便，简单易行，容易掌握，无副作用。

第三章 足部穴位与反射区

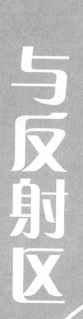

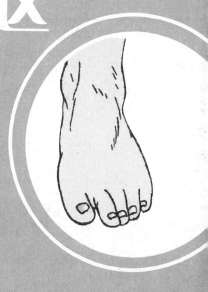

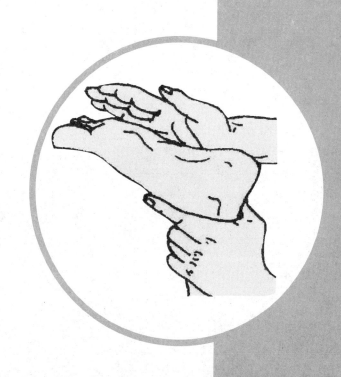

一、认识足部穴位

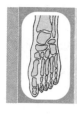

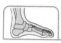 足阳明胃经

（1）解溪

取穴方法

在足背与小腿交界处的横纹中央凹陷处，踇长伸肌肌腱和趾长伸肌肌腱之间。

穴位主治

足踝关节痛、偏瘫、下肢瘫痪、踝关节及周围软组织损伤、头痛。

（2）冲阳

取穴方法

仰卧或正坐平放足底。在足背最高处，当踇长伸肌肌腱与趾长伸肌肌腱之间，足背动脉搏动处。

穴位主治

胃痛、腹胀、消化不良、口眼歪斜、面肿、牙痛、足痿软无力、脚背红肿、善惊狂厥。

（3）内庭

取穴方法

此穴位于足背，第二、第三趾之间，趾蹼缘后方赤白肉际处。

穴位主治

牙痛、咽喉肿痛、口喎、鼻衄、胃痛吐酸、腹胀、泄泻、痢疾、便秘、热病、足背肿痛。

（4）厉兑

◉ **取穴方法**

仰卧或正坐平放足底。在足第二趾末节外侧，距趾甲角0.1寸（指寸）。

◉ **穴位主治**

鼻衄、牙痛、扁桃体炎、腹胀、足胫寒冷、热病、多梦、癫狂、足背痛。

（5）陷谷

◉ **取穴方法**

仰卧或坐位，平放足底。在足背第二、第三跖骨结合部前方凹陷处。

◉ **穴位主治**

水肿、足背肿痛、腹痛、扁桃体炎、痢疾。

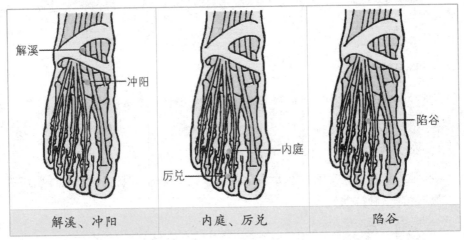

| 解溪、冲阳 | 内庭、厉兑 | 陷谷 |

 # 足太阴脾经

（1）隐白

◉ **取穴方法**

仰卧或正坐平放足底，在足姆趾末节内侧，距趾甲角0.1寸（指寸）。

◉ **穴位主治**

腹胀、月经过多或淋漓不断、便血、尿血、癫痫、精神分裂症、多梦、惊风、呕吐、腹泻。

（2）大都

◉ 取穴方法

仰卧或正坐平放足底。在足内侧缘，当足大趾本节（第一跖趾关节）前下方赤白肉际凹陷处。

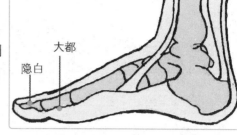

◉ 穴位主治

腹胀、胃痛、呕吐、泄泻、消化不良、大便秘结、热病无汗。

（3）太白

◉ 取穴方法

在足内侧缘，第一跖趾关节后下方赤白肉际凹陷处。

◉ 穴位主治

胃痛、腹胀、肠鸣、泄泻、便秘、痔疮、肛瘘、脚气、身重。

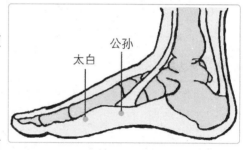

（4）公孙

◉ 取穴方法

位于足内侧缘，第一跖骨基底前下方。

◉ 穴位主治

腹痛、腹泻、痢疾、胃痛、呕吐、消化不良、心悸、月经过多。

（5）商丘

◉ 取穴方法

足内踝前下方凹陷中，舟骨结节与内踝尖连接的中点处。

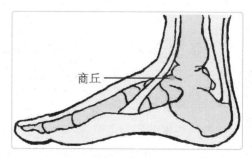

◉ 穴位主治

腹胀、肠鸣、消化不良、黄疸、嗜卧、泄泻、便秘、痔疮、癫狂、多梦、郁症、踝关节肿痛。

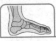 **足太阳膀胱经**

（1）昆仑

🔘 **取穴方法**

在足外踝后侧的凹陷处，当外踝后缘（与外踝尖平齐）与跟腱中间。

🔘 **穴位主治**

头颈痛、眩晕、腓肠肌痉挛、小儿惊风、下肢瘫痪、腰痛、坐骨神经痛、踝关节及周围软组织损伤。

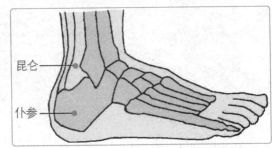

（2）仆参

🔘 **取穴方法**

在足外侧部，外踝后下方，昆仑穴直下，跟骨外侧赤白肉际处。

🔘 **穴位主治**

下肢痿弱、霍乱转筋、脚气、膝肿、足跟痛、癫痫。

（3）申脉

🔘 **取穴方法**

足外踝尖直下，距外踝下缘5分凹陷中。

🔘 **穴位主治**

癫痫、精神分裂症、腰腿酸痛、头痛、眩晕、踝关节痛。

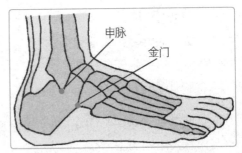

（4）金门

🔘 **取穴方法**

在申脉与第五跖骨粗隆后缘连线中点，当骰骨下方凹陷内。

🔘 **穴位主治**

癫痫、小儿惊风、腿痛、腰痛、踝关节痛。

（5）京骨

取穴方法

在足外侧，第五跖骨粗隆下方赤白肉际处。

穴位主治

头痛、项强、目翳、目赤肿痛、小便不利、癫狂、痫症、腰腿痛、脚挛痛、毒蛇咬伤、足麻木。

（6）束骨

取穴方法

足外侧缘，第五跖骨小头后，跖骨下方。

穴位主治

头痛、头晕、目眩、腰背痛、腿痛、癫痫。

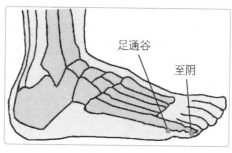

（7）足通谷

取穴方法

在足外侧部，足小趾本节（第五跖趾关节）前方，赤白肉际处。

穴位主治

头痛、落枕、鼻塞、鼻衄、目眩、癫狂、足背肿痛、麻木。

（8）至阴

取穴方法

小趾外侧，趾甲角旁约0.1寸。

穴位主治

胎位不正、难产、胎衣不下、头痛、目痛、鼻塞、鼻衄、中风、遗精。

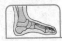 ## 足少阴肾经

（1）涌泉

取穴方法

正坐或仰卧，跷足。在足底部，卷足时足前部凹陷处，约当足底第二、第三趾趾缝纹头端与足跟连线前1/3与后2/3交点上。

穴位主治

癔症、癫痫、头晕、目眩、头痛、中暑、昏迷、癫狂、小儿惊风、休克、呕吐、喉痛。

（2）然谷

取穴方法

正坐或仰卧。在足内侧缘，足舟骨粗隆下方，赤白肉际。

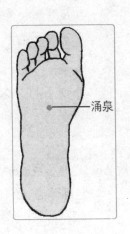

太溪

然谷

穴位主治

月经不调、咯血、遗精、外阴瘙痒、子宫脱垂、黄疸、消渴、泄泻、小儿脐风、足背肿痛、疝气、膀胱炎、鼻衄、喉炎。

（3）太溪

取穴方法

正坐垂足，在内踝尖与跟腱之间的凹陷处。

穴位主治

神经衰弱、腰痛、血尿、肾炎、月经不调、喉头炎、牙痛、遗尿、膀胱炎、阳痿、遗精、下肢瘫痪、足跟痛、踝关节痛。

（4）大钟

取穴方法

正坐垂足，在内踝后下方，当跟腱附着部内侧前方凹陷处。

穴位主治

咳血、舌干、口中热、气喘、喉鸣、痴呆、嗜卧、胸胀、腹满、腰脊强痛、足跟痛、膀胱炎、月经不调。

（5）水泉

◉ **取穴方法**

正坐平放足底或仰卧。在足内侧，内踝后下方，当太溪直下1寸（指寸），跟骨结节内侧凹陷处。

◉ **穴位主治**

头昏、眩晕、小腹胀痛、月经不调、闭经、痛经、子宫脱垂、子宫内膜炎、附件炎、小便不利、视物不清、膀胱炎、前列腺炎。

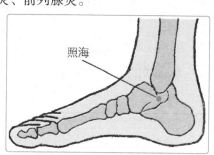

（6）照海

◉ **取穴方法**

正坐平放足底。在足内侧，内踝尖下方凹陷处。

◉ **穴位主治**

月经不调、赤白带下、子宫脱垂、外阴瘙痒、小便频数、小便不利、大便秘结、脚气红肿、失眠、癫痫、目痛、咽干。

 # 足少阳胆经

（1）丘墟

◉ **取穴方法**

仰卧。在足外踝前下方，趾长伸肌肌腱外侧凹陷处。

◉ **穴位主治**

颈项痛、下肢痿痹、中风偏瘫、髋关节疼痛、外踝肿痛、足内翻、目赤肿痛、近视、偏头痛、疟疾、胆绞痛。

（2）足临泣

◉ **取穴方法**

正坐垂足踏地，在第四、第五跖骨结合部前方凹陷处。

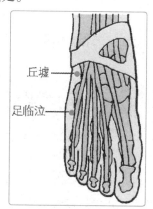

穴位主治

目痛、目眩、颈淋巴结核、月经不调、足痛、胸胁痛。

(3) 地五会

取穴方法

正坐，垂足踏地，在第四、第五跖骨间，当小趾伸肌肌腱内侧缘。

穴位主治

足背肿痛、腋下肿、目赤肿痛、乳腺炎、腰痛、内伤、吐血，耳鸣、耳聋。

(4) 侠溪

取穴方法

仰卧。在足背外侧，第四、第五趾间趾蹼缘后方赤白肉际处。

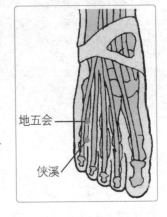

地五会

侠溪

穴位主治

头痛、眩晕、目外眦痛、耳鸣、耳聋、胸胁痛、膝股痛、足背肿痛、毒蛇咬伤、下肢麻木。

(5) 足窍阴

取穴方法

正坐，垂足踏地，在第四趾末节外侧，距趾甲角 0.1 寸。

穴位主治

偏头痛、心烦、耳鸣、耳聋、月经不调、目痛、胁痛、舌强、呃逆。

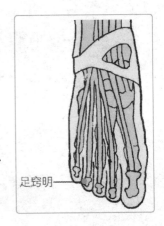

足窍阴

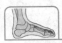 足厥阴肝经

(1) 大敦

取穴方法

正坐，垂足踏地，在踇趾外侧趾甲角旁 0.1 寸。

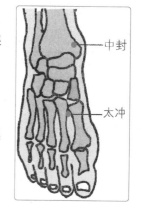

◎ **穴位主治**

月经过多或淋漓不断、闭经、子宫脱垂、疝气、遗尿、癫痫。

（2）行间

◎ **取穴方法**

正坐或仰卧。在足背侧，在第一、第二趾间，趾蹼缘后方赤白肉际处。

◎ **穴位主治**

头痛、疝气、癫痫、失眠、月经不调、尿道炎、小便不通、遗尿、胁痛、高血压、眼睛红肿。

（3）太冲

◎ **取穴方法**

正坐，垂足踏地，在足背第一、第二跖骨结合部前凹陷处。

◎ **穴位主治**

头痛、头晕、癫痫、疝气、小儿惊风、眼病、乳腺炎、子宫出血、小便不通、偏瘫。

（4）中封

◎ **取穴方法**

正坐或仰卧。在足背侧，当足内踝前，商丘与解溪连线之间，胫前肌肌腱内侧凹陷处。

◎ **穴位主治**

遗精、阴茎痛、疝气、少腹胀、小便不利、阴痛、肝炎、坐骨神经痛、眩晕、疟疾、足痿厥冷。

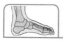 # 足部经外奇穴

（1）气端

◎ **取穴方法**

在足十趾尖端，距趾甲缘0.1寸，左右共10个穴。

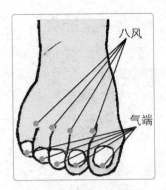

八风
气端

穴位主治

足趾麻痹、足痛、脚背红肿、脚气、热病汗不止、昏迷、中暑。

（2）八风

取穴方法

足背各趾缝端，趾蹼缘后方赤白肉际处。左、右共8穴，其中包括行间、内庭、侠溪3穴。

穴位主治

脚背红肿、足趾麻木、下肢瘫痪、蛇咬伤、脚气、疟疾、头痛、牙痛、月经不调。

（3）独阴

取穴方法

在足底，第二趾远端趾间关节中点。

穴位主治

月经不调、心绞痛、胃痛、呕吐。

（4）外踝尖

取穴方法

在足外侧面，外踝最高点处取之。

穴位主治

脚气、小腿外侧肌群痉挛、十趾拘挛、扁桃体炎、类风湿性关节炎。

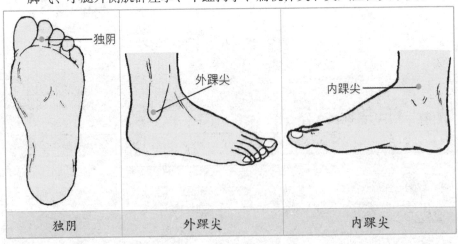

| 独阴 | 外踝尖 | 内踝尖 |

（5） 内踝尖

⊙ **取穴方法**

在足内侧面，内踝最高点。

⊙ **穴位主治**

脚气、扁桃体炎、小腿内侧肌群痉挛。

（6） 阑尾穴

⊙ **取穴方法**

正坐或仰卧屈膝，在足三里与上巨虚两穴之间压痛最明显处。

⊙ **穴位主治**

急慢性阑尾炎、急腹症、下肢麻痹或瘫痪、足下垂。

（7） 胆囊穴

⊙ **取穴方法**

仰卧，在小腿外侧上部，在腓骨小头前下方凹陷处直下2寸。

⊙ **穴位主治**

急慢性胆囊炎、胆石症、胆道蛔虫症、胆囊切除后胆绞痛。

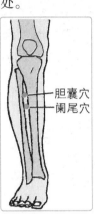

胆囊穴
阑尾穴

（8） 失眠穴

⊙ **取穴方法**

在足底，足跟后缘正中线前0.5寸。

⊙ **穴位主治**

失眠、头顶痛、癔症、癫痫、精神分裂症、腰背痛、坐骨神经痛、下肢瘫痪、肌肉萎缩、下肢麻木、抽筋、脊髓灰质炎后遗症、足胫痉挛、足跟痛。

（9） 腰腿痛点

⊙ **取穴方法**

在足底，足跟后缘正中线上3.5寸外侧旁开1寸。

⊙ **穴位主治**

急性腰扭伤、腰痛、坐骨神经痛、风寒湿痹、下肢瘫痪、肌肉萎缩、麻

失眠穴
腰腿痛点

木怕冷、末梢神经炎、足跟痛、脊髓灰质炎后遗症。

（10）止泻

◉ 取穴方法

在足底，足跟后缘正中线前4.5寸，内侧旁开1寸。

◉ 穴位主治

腹痛、腹胀痛、泄泻、痢疾、食欲差、恶心、呕吐、小儿疳积、跟骨痛。

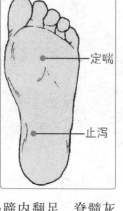

定喘

止泻

（11）定喘

◉ 取穴方法

在足底，涌泉穴直前1寸处。

◉ 穴位主治

感冒、发热、低热、潮热盗汗，哮喘、咳嗽、胸闷、胸痛、胸胁痛、心慌、遗精、早泄、遗尿、先天性马蹄内翻足、脊髓灰质炎后遗症。

（12）固精

◉ 取穴方法

在足底，足跟后缘正中线直上1寸内侧旁开1寸处。

◉ 穴位主治

头痛、项强、腰椎关节病、风寒湿痹、大小便失禁、失眠健忘、梦游、老年性耳鸣、耳闭、阳痿、早泄、遗精、滑精、瘫痪、末梢神经炎、月经不调、崩漏、不育症、不孕症、足跟骨刺、足跟红肿。

（13）牙痛点

◉ 取穴方法

在足跟后部，跟骨正中点处。

◉ 穴位主治

固精

牙痛点

牙龈肿痛、三叉神经痛、下颌关节痛、颞下颌关节功能紊乱、牙关紧闭、下肢后侧痛、足跟挛缩、跟骨炎、足跟骨刺。

二、了解足部反射区

 ## 足底反射区

（1）肾上腺反射区

◎ **反射区位置**

位于双脚脚掌第二、第三跖骨之间，足底部"人"字形交叉点凹陷处。

◎ **适应证**

肾上腺疾病、炎症、过敏性疾病、哮喘、风湿病、心律不齐、中暑、糖尿病、生殖系统疾病等。

（2）肾反射区

◎ **反射区位置**

位于双脚脚掌第二、第三跖骨近端1/2，即足底前中央凹陷处。

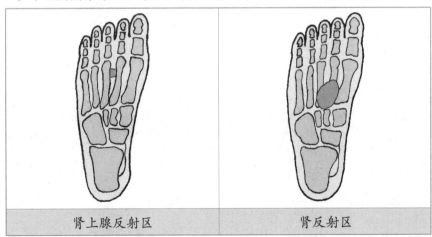

| 肾上腺反射区 | 肾反射区 |

◎ **适应证**

各种肾脏疾患（如急慢性肾炎、肾功能不全、肾结石、肾下垂等）、水肿、风湿病、关节炎、高血压、泌尿系统感染、前列腺炎等。

（3）输尿管反射区

◎ **反射区位置**

位于双脚掌自肾反射区中心至膀胱反射区之间，呈弧形区域。

◎ **适应证**

输尿管结石、泌尿系炎症、关节炎、高血压、动脉硬化、排尿困难、肾积水等。

（4）膀胱反射区

◎ **反射区位置**

足底与足内侧交界缘，跟垫内缘前端柔软部。

◎ **适应证**

尿路感染、泌尿系统结石、遗尿、前列腺肥大。

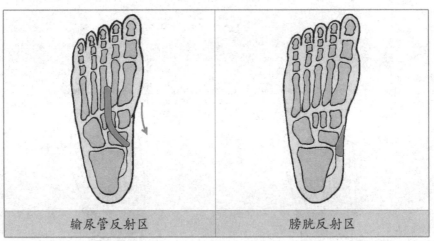

| 输尿管反射区 | 膀胱反射区 |

（5）额窦反射区

◎ **反射区位置**

双足足底，姆趾顶端及第二至第五趾趾腹，右侧额窦反射区在左脚，左侧额窦反射区在右脚。

◎ **适应证**

前头痛，头顶痛，眼、耳、鼻和鼻窦疾患，以及中风、脑震荡等。

（6）小脑及脑干反射区

◎ **反射区位置**

位于双脚姆趾趾腹根部靠近第二节趾骨处。右半部小脑及脑干反射区在左脚，左半部小脑及脑干反射区在右脚。

◎ **适应证**

头痛、头晕、失眠、记忆力减退、小脑萎缩引起的病变、共济失调如帕金森综合征。

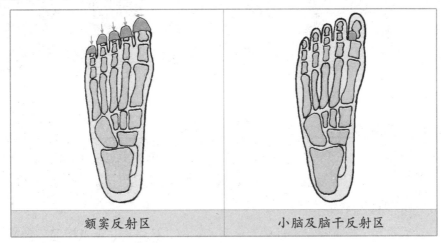

额窦反射区	小脑及脑干反射区

（7）垂体反射区

◎ **反射区位置**

双足足底姆趾趾腹正中央稍偏内侧或姆趾趾腹最高最软点。

◎ **适应证**

甲状腺、甲状旁腺、肾上腺、性腺、脾、胰腺功能失调、小儿生长发育不良、遗尿、更年期综合征等。

（8）三叉神经反射区

◎ **反射区位置**

位于双脚姆趾近第二趾一侧，在小脑反射区前方。右侧三叉神经反射区在左脚，左侧三叉神经反射区在右脚。

> **适应证**

偏头痛、面神经麻痹、三叉神经痛、腮腺炎、失眠、面颊部疾患。

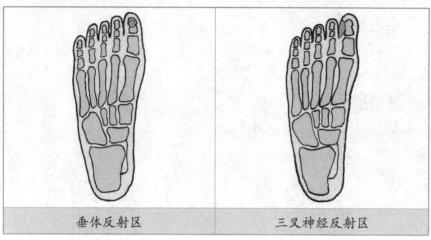

| 垂体反射区 | 三叉神经反射区 |

（9）鼻反射区

> **反射区位置**

位于双足踇趾远节趾骨内侧，从踇趾趾甲内侧缘中点起延伸至趾甲下缘的中点。右鼻反射区在左脚，左鼻反射区在右脚。

> **适应证**

急性鼻炎、慢性鼻炎、过敏性鼻炎、鼻衄、鼻窦炎、鼻息肉等各种鼻病和上呼吸道疾患等。

（10）大脑反射区

> **反射区位置**

双脚踇趾末节掌面的全部。右侧大脑反射区在左脚，左侧大脑反射区在右脚。

> **适应证**

高血压、低血压、中风、脑震荡、头晕、头痛、失眠、脑血栓形成、视听受损、神经衰弱、神志不清等。

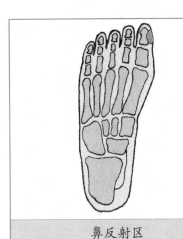
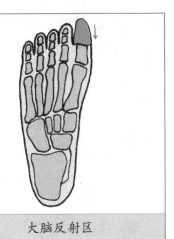

鼻反射区	大脑反射区

（11）颈项反射区

◎ **反射区位置**

位于双脚踇趾根部横纹处，即小脑反射区下方。右侧颈项反射区在左脚，左侧颈项反射区在右脚。

◎ **适应证**

颈部酸痛、颈部僵硬、颈部软组织损伤、高血压、落枕等。

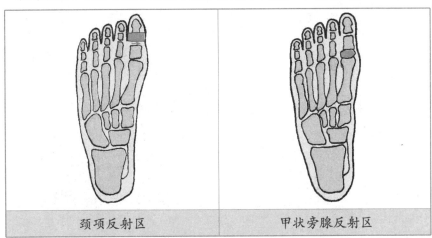

颈项反射区	甲状旁腺反射区

（12）甲状旁腺反射区

◎ **反射区位置**

位于双足足底第一跖趾关节外侧缘，颈项反射区外侧缘下方，邻近甲状腺反射区，或在相对应的足背区域。

◉ **适应证**

肌肉痉挛、过敏性疾病、骨质增生、胃肠胀气、白内障、失眠、癫痫、骨折恢复期、肾结石、更年期综合征等。

（13）甲状腺反射区

◉ **反射区位置**

双足脚底第一跖骨上 1/2 跖骨头处至第一、第二跖骨间，再向远端呈弯带状。

◉ **适应证**

甲状腺功能亢进、甲状腺分泌不足、心悸、失眠、情绪不稳、甲状腺肿大、肥胖等。

（14）眼反射区

◉ **反射区位置**

双脚第二趾与第三趾根部，包括脚底和脚背两个位置。右眼反射区在左脚，左眼反射区在右脚。

◉ **适应证**

结膜炎、角膜炎、近视、老花眼、远视、青光眼、白内障、眼底出血等。

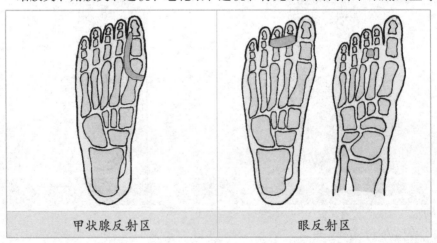

| 甲状腺反射区 | 眼反射区 |

（15）耳反射区

◉ 反射区位置

位于双脚第四、第五趾根部（包括脚底和脚背两个位置）。右耳反射区在左脚，左耳反射区在右脚。

◉ 适应证

各种耳病（中耳炎、耳鸣、耳聋、重听、鼓膜四陷等）、鼻咽癌等。

（16）斜方肌反射区

◉ 反射区位置

位于双脚脚底，在眼、耳反射区后方，呈一横带状。斜方肌反射区在同侧脚上。

◉ 适应证

颈部及肩背酸痛、手无力、手酸麻、落枕等。

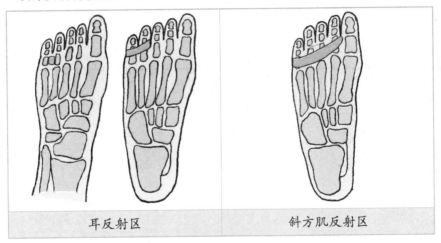

| 耳反射区 | 斜方肌反射区 |

（17）肺及支气管反射区

◉ 反射区位置

位于斜方肌反射区后方，自甲状腺反射区向外到肩反射区处约1横指宽的带状区域。支气管敏感带位于肺反射区中部向第三趾延伸的区域。

◉ 适应证

肺支气管病变、鼻病、皮肤病、心脏病、便秘、腹泻等。

（18）心脏反射区

◎ 反射区位置

在左足，中心位于第四、第五跖骨间和跖垫后缘交点，前半部与肺反射区重叠。

◎ 适应证

心绞痛、心肌梗死恢复期、心力衰竭恢复期、心律不齐、心功能不全等。

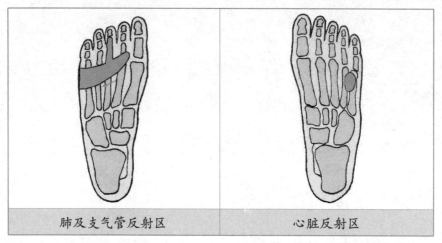

| 肺及支气管反射区 | 心脏反射区 |

（19）脾反射区

◎ 反射区位置

位于左足底第四、第五跖骨底之间近侧，距心脏反射区下方1横指。

◎ 适应证

脾肿大、贫血、血小板减少、再生障碍性贫血等，以及食欲不振、皮肤病等。

（20）胃反射区

◎ 反射区位置

位于双脚脚掌第一跖趾关节后方（向脚跟方向），约1横指。

● **适应证**

恶心、呕吐、胃痉挛、消化不良、慢性胃炎、消化性溃疡。

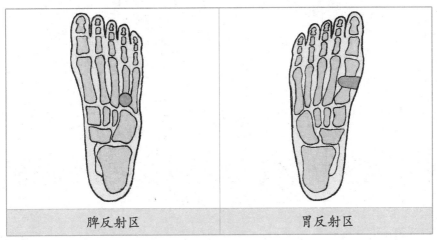

| 脾反射区 | 胃反射区 |

（21）胰腺反射区

● **反射区位置**

位于双脚脚掌第一跖骨基底部与楔骨关节前方（脚趾方向），胃及胰脏反射区后方（脚跟方向）。

● **适应证**

糖尿病、胰腺炎、胰腺囊肿、消化不良。

（22）十二指肠反射区

● **反射区位置**

位于踇趾，自跖垫后缘（甲状腺）到足内缘中点（横结肠）之间近侧1/4处，横结肠反射区与胰反射区之间。

● **适应证**

胃及十二指肠疾患如腹胀、消化不良、十二指肠溃疡、食欲不振、食物中毒等。

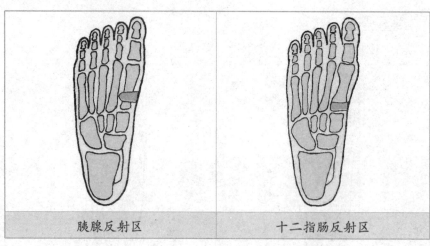

| 胰腺反射区 | 十二指肠反射区 |

（23）小肠反射区

● 反射区位置

位于双脚脚掌中部凹陷区域，被升结肠、横结肠、降结肠、乙状结肠及直肠等反射区所包围。

● 适应证

胃肠胀气、腹泻、腹痛、急慢性肠炎等。

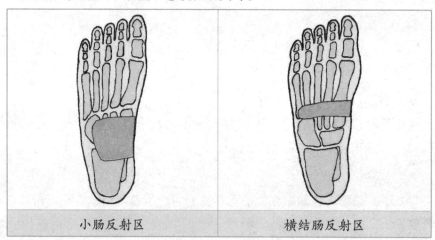

| 小肠反射区 | 横结肠反射区 |

（24）横结肠反射区

● 反射区位置

位于双足底中间第一至第五跖骨底部与第一至第三楔骨、骰骨交界处，为横越足底的带状区域。

⊙ **适应证**

腹痛、腹泻、腹胀、急慢性肠炎、便秘、面部色斑等。

（25）降结肠反射区

⊙ **反射区位置**

位于左足掌中部，沿骰骨外缘下行至跟骨外侧前缘，与足外侧线平行，呈竖条状。

⊙ **适应证**

腹痛、腹泻、胃肠胀气、急慢性肠炎、便秘、面部色斑等。

（26）乙状结肠及直肠反射区

⊙ **反射区位置**

位于左足底跟骨结节前缘带状区域，接近足底内侧缘时略向下。

⊙ **适应证**

便秘、直肠炎、乙状结肠炎、溃疡性结肠炎、痔疮等。

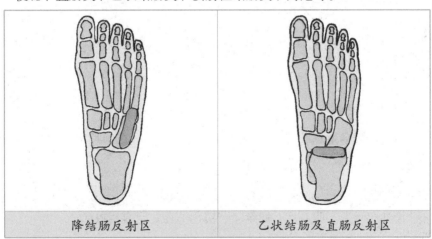

| 降结肠反射区 | 乙状结肠及直肠反射区 |

（27）肛门反射区

⊙ **反射区位置**

位于双足足底跟骨前缘，直肠反射区末端，内邻膀胱反射区。

◉ 适应证

痔疮、肛裂、便秘、脱肛等。

（28）肝脏反射区

◉ 反射区位置

左脚掌跟骨前缘，乙状结肠及直肠反射区末端，与膀胱区相邻。

◉ 适应证

肝脏疾病如肝炎、肝硬化、肝肿大等。

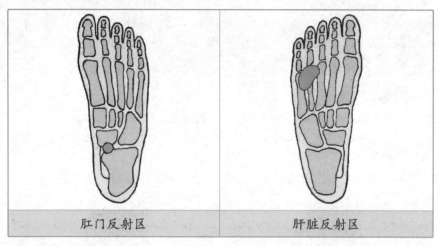

| 肛门反射区 | 肝脏反射区 |

（29）胆囊反射区

◉ 反射区位置

位于右脚脚掌第三跖骨与第四跖骨之间中上部，在肺反射区后方（脚跟方向），肝脏反射区之内。

◉ 适应证

急慢性胆囊炎、胆石症、胆绞痛、消化不良、胆道蛔虫症。

（30）盲肠反射区

◉ 反射区位置

纵向位于右侧足底第四、第五趾之间，跟垫外缘前端，升结肠反射区在其前侧。

◎ 适应证

腹部胀气、疼痛、腹泻、阑尾炎、盲肠炎、腹部手术后遗症等。

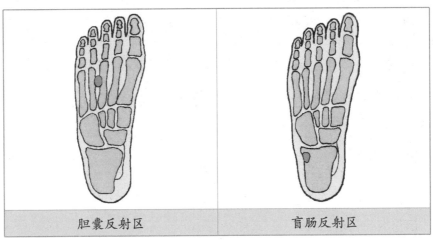

| 胆囊反射区 | 盲肠反射区 |

（31）回盲瓣反射区

◎ 反射区位置

右足掌跟骨前缘靠近外侧，在盲肠反射区上方。

◎ 适应证

消化不良、腹胀、腹泻、小腹痛。

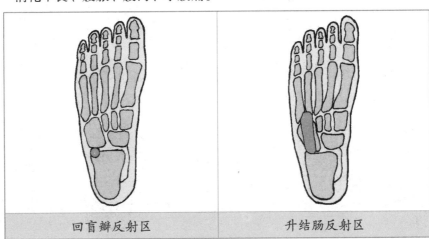

| 回盲瓣反射区 | 升结肠反射区 |

（32） 升结肠反射区

◎ 反射区位置

位于右脚脚掌小肠反射区外侧，与脚外侧平行的带状区域，从跟骨前缘骰骨外侧上行至第五跖骨底部。

◎ 适应证

便秘、腹泻、腹痛、腹胀、结肠炎、面部色斑等。

（33） 腹腔神经丛反射区

◎ 反射区位置

位于第二至第四跖骨之间，肾反射区周围。

◎ 适应证

消化不良、腹胀、腹泻、胃及肝胆疾病。

（34） 生殖腺反射区

◎ 反射区位置

位于足底跟骨内侧中央处。另一部位在双脚内踝后下方跟腱前方的三角形区域。

◎ 适应证

男子阳痿、遗精、滑精、睾丸炎、附睾炎、不育症；女子月经不调、痛经、闭经、卵巢囊肿、不孕症、性冷淡、子宫平滑肌瘤、更年期综合征。

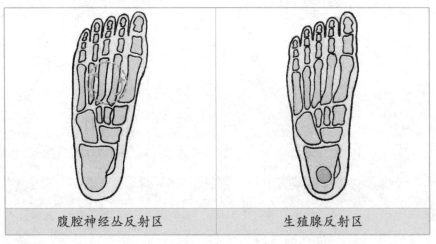

| 腹腔神经丛反射区 | 生殖腺反射区 |

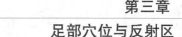

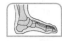 足内侧反射区

（1）颈椎反射区

◎ **反射区位置**

位于双足蹰趾近节趾骨内侧缘处。

◎ **适应证**

颈项疼痛、颈椎骨质增生、颈椎间盘突出、落枕、眩晕、视力减退等。

（2）胸椎反射区

◎ **反射区位置**

位于双脚足弓内侧，沿第一跖骨下方与楔骨交界处。

◎ **适应证**

肩背酸痛、胸椎骨质增生、胸腔内脏疾患等。

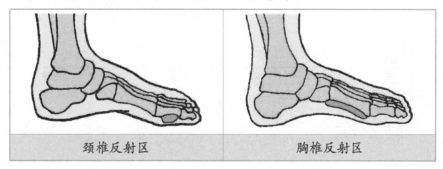

| 颈椎反射区 | 胸椎反射区 |

（3）腰椎反射区

◎ **反射区位置**

位于双脚足弓内侧缘，楔骨下方至舟骨下方，上接胸椎反射区，下连骶骨反射区。

◎ **适应证**

腰酸腰痛、慢性腰肌劳损、腰椎间盘突出、腰椎骨质增生、坐骨神经痛等。

（4）骶骨反射区

◎ **反射区位置**

位于双足弓内侧缘，从距骨下方至跟骨下方。

◎ 适应证

腰骶部酸痛、骶髂关节炎、骶髂关节错位、坐骨神经痛、梨状肌综合征等。

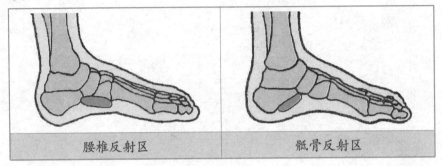

| 腰椎反射区 | 骶骨反射区 |

（5）尾骨反射区

◎ 反射区位置

尾骨反射区有内、外侧之分，内侧位于双脚脚底内侧，沿跟骨结节向后的一个带状区域；外侧位于双脚外侧跟骨结节向后上的一个带状区域。

◎ 适应证

尾骨骨折后遗症、坐骨神经痛、臀肌筋膜炎等。

（6）坐骨神经反射区

◎ 反射区位置

位于双足内、外踝水平以上，沿胫骨和腓骨后缘延伸，近膝关节的带状区域。

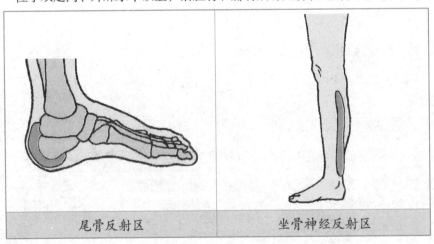

| 尾骨反射区 | 坐骨神经反射区 |

◎ **适应证**

坐骨神经痛、膝关节和小腿部疼痛等。

（7）前列腺或子宫反射区

◎ **反射区位置**

脚跟内侧，内踝后下方的三角形区域。前列腺或子宫敏感点在三角形直角顶点附近，子宫颈敏感点在三角形斜边上段，尿道及阴道反射区在其尽头处。

◎ **适应证**

男性：前列腺肥大、前列腺炎、尿频、排尿困难、尿血、尿痛等。
女性：子宫平滑肌瘤、子宫内膜炎、子宫下垂等。

（8）尿道、阴道或阴茎反射区

◎ **反射区位置**

双足足跟内侧，自膀胱反射区向上延伸至距骨与跟骨之间的区域。

◎ **适应证**

白带过多、泌尿系统感染、前列腺增生、排尿困难、生殖系统疾病等。

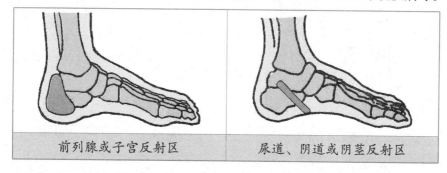

前列腺或子宫反射区	尿道、阴道或阴茎反射区

（9）髋关节反射区

◎ **反射区位置**

包括双侧内踝下缘及外踝下缘，共4个区域。

◎ **适应证**

髋关节痛、坐骨神经痛、腰背痛等。

（10）直肠及肛门反射区

● 反射区位置

位于胫骨内侧后方，趾长屈肌肌腱凹陷处，从跟骨后方向上延伸 4 横指的一带状区域。

● 适应证

痔疮、便秘、腹泻、肛裂、直肠炎等。

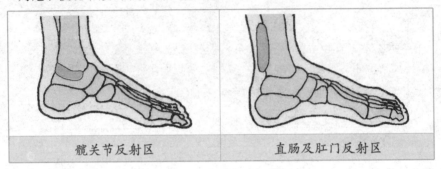

| 髋关节反射区 | 直肠及肛门反射区 |

足外侧反射区

（1）肩反射区

● 反射区位置

位于双足足底第五跖趾关节外缘凸起的后侧。

● 适应证

肩关节周围炎、肩峰下滑囊炎、肱二头肌肌腱炎、冈上肌肌腱炎、肩关节外伤后遗症等。

（2）肩胛骨反射区

● 反射区位置

位于双足背第四、第五跖骨之间近端 1/2 处，与骰骨关节形成一叉状区域。

● 适应证

肩周炎、肩胛酸痛、肩关节活动障碍、颈肩综合征等。

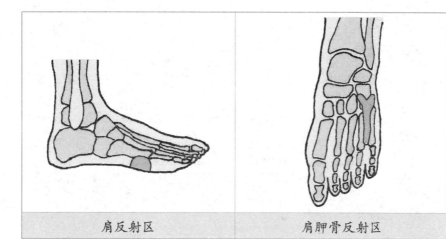

| 肩反射区 | 肩胛骨反射区 |

（3）肘关节反射区

● 反射区位置

双脚掌外侧第五趾骨与楔骨关节突起的前后两侧。

● 适应证

肘关节损伤、肘关节酸痛、网球肘等。

（4）膝关节反射区

● 反射区位置

双足外侧，第五跖骨粗隆和跟结节之间凹陷的半圆形区域，包括足底、足背、足外侧。

● 适应证

膝部挫伤、膝关节炎、膝关节增生、半月板损伤等。

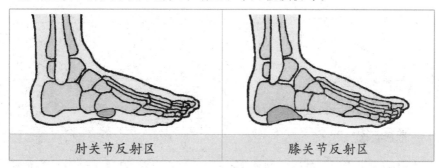

| 肘关节反射区 | 膝关节反射区 |

（5）下腹部反射区

◉ **反射区位置**

位于腓骨外侧后方，自踝关节后方向上延伸 4 横指的一个带状凹陷区域。

◉ **适应证**

月经不调、痛经、闭经、经前综合征、腹痛、性冷淡等。

（6）生殖腺反射区

◉ **反射区位置**

双脚外踝后下方与跟、膝前方的三角形区域（与前列腺或子宫反射区的位置相对），睾丸、卵巢敏感点在三角形直角顶点附近。

◉ **适应证**

性功能低下、不孕症、月经不调、痛经、更年期综合征等。

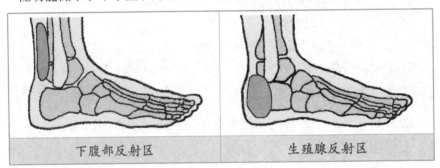

下腹部反射区　　　　生殖腺反射区

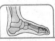 **足背反射区**

（1）上颌反射区

◉ **反射区位置**

位于双脚脚背踇趾趾间关节横纹远侧的带状区域。

◉ **适应证**

牙周炎、牙龈炎、牙痛、打鼾等。

（2）下颌反射区

◎ **反射区位置**

位于双脚脚背蹬趾趾间关节横纹近侧的带状区域。

◎ **适应证**

牙周炎、牙龈炎、牙痛、颞下颌关节功能紊乱、打鼾等。

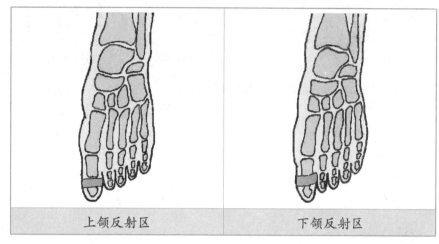

上颌反射区	下颌反射区

（3）扁桃体反射区

◎ **反射区位置**

位于双脚脚背蹬趾第一趾骨背面，蹬伸肌肌腱两侧。

◎ **适应证**

感冒、上呼吸道感染、扁桃体炎。

（4）喉、气管及食管反射区

◎ **反射区位置**

位于双脚脚背第一、第二跖趾关节处，喉反射区位于第一跖趾关节内侧，气管及食管反射区位于第一跖骨体内侧。

◎ **适应证**

食管疾患、梅核气、气管疾患等。

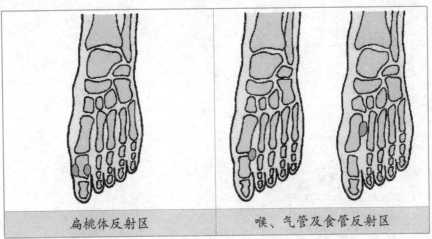

| 扁桃体反射区 | 喉、气管及食管反射区 |

(5) 胸腺反射区

● 反射区位置

纵向位于第一、第二趾之间，自足背最高处（膈）延伸至第一、第二趾根部。

● 适应证

炎症、发热、胸痛、囊肿等。

(6) 内耳迷路反射区

● 反射区位置

双足足背第四、第五跖趾关节间近侧，靠近第四、第五趾根部。

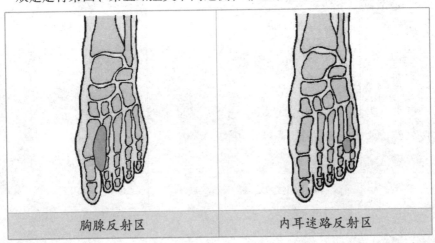

| 胸腺反射区 | 内耳迷路反射区 |

● **适应证**

高血压、低血压、头晕、眼花、晕车、晕船、耳鸣、听力减退、平衡障碍、眩晕等。

（7）胸（乳房）反射区

● **反射区位置**

位于双足足背第二、第三、第四跖骨形成的区域。

● **适应证**

乳腺炎、乳腺小叶增生、乳腺囊肿、胸闷、胸痛、经期乳房胀痛、食管疾患等。

（8）膈反射区

● **反射区位置**

双足足背跗跖关节区域，即位于足趾根部中点的横向骨性突起，呈前凸弧形。

● **适应证**

呃逆、咳嗽、哮喘、膈疝、腹胀、腹痛、恶心、呕吐等。

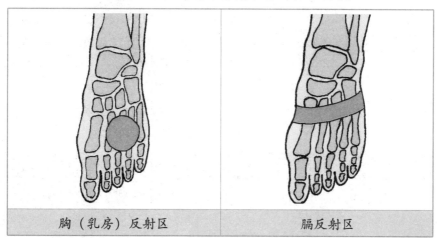

| 胸（乳房）反射区 | 膈反射区 |

（9）肋骨反射区

● **反射区位置**

内侧肋骨反射区位于双脚背第一楔骨与舟骨之间凹陷中，外侧肋骨反射区位于双脚背第三楔骨与骰骨、舟骨之间凹陷中。

◎ 适应证

肋软骨炎、胸闷、肋间神经痛、岔气、胸膜炎、肋骨骨折后遗症等。

（10）上身淋巴结反射区

◎ 反射区位置

位于外踝前，距骨、舟骨之间的凹陷部位。

◎ 适应证

炎症、发热、囊肿等。

（11）下身淋巴结反射区

◎ 反射区位置

位于内踝前，距骨、内踝之间的凹陷部位。

◎ 适应证

炎症、发热、水肿、囊肿等。

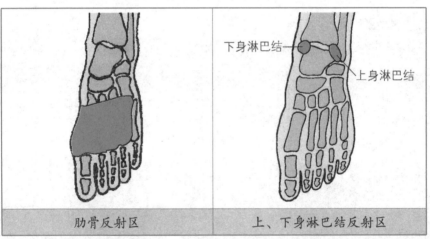

| 肋骨反射区 | 上、下身淋巴结反射区 |

第四章 足部诊断的应用简介

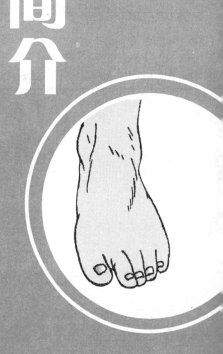

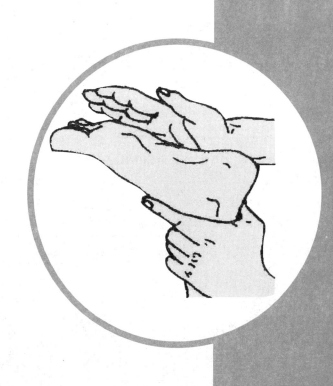

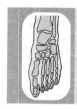 # 一、足部望诊法

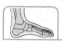 ## 通过脚掌看健康

（1）正常足型

正常足型一般为足背丰满，曲线柔和；足趾圆润整齐，柔软有弹性；趾甲光亮透明，甲色红润；足弓正常，弧度匀称；足掌前部、外沿、跟部足垫规整，没有异常增厚或软薄；足趾间没有足癣，足背光滑。

（2）实型足

所谓实型足，就是脚的五趾向足中间靠拢，踇趾外倾的弧度适当且紧靠第二趾；趾甲光亮红润；足弓、足垫均正常，无增厚或软薄；脚趾间没有足癣。这种足型多见于体力劳动者。

（3）翘型足

翘型足为踇趾上翘，而其余四趾向下扣；足背突显青色血管；趾甲厚而无华；踇趾下掌垫异常增厚。这种足型多见于脑力劳动者和性生活无度者。

（4）散型足

散型足为五趾向外散开不能并拢；足部整体瘦小；趾甲泛白，透明度降低；足弹性不强；足弓下陷，足垫扩大。这种足型者易患感冒。

（5）枯型足

枯型足表现为足部皮肤干燥，骨形突出，趾甲无光泽，甚至出现褶皱或重甲。这种足型多见于脑力劳动过度或房事过度者。

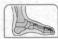 **从脚的外形看健康**

❶ 扁平足者比较容易出现头、颈、肩、胸椎、腰椎以及循环系统疾病。右足扁平者，易得肝胆疾患；左足扁平者，易患心脏病。

❷ 双足跟宽大如前脚掌者，是机体内分泌失调的征兆。

❸ 足部肌肉过于松软者，多气虚阳衰；过于僵硬者，多气滞血瘀。

❹ 足部韧带过于松弛者，肝肾亏损居多；过于僵硬者，寒湿痰瘀较重。

❺ 双足大蹈趾趾腹出现格状皱纹，提示患性功能障碍或者不孕症。

❻ 双足大蹈趾薄而无弹性，表示胰腺功能虚弱，容易患糖尿病。

❼ 双足大蹈趾中间部分细、关节部分突出，容易患呼吸系统疾病。

❽ 足底厚实宽大、足趾长、足弓高拱者，容易患心脏病、脂肪肝、高脂血症、动脉硬化、肥胖症、糖尿病等。

❾ 足底、足趾瘦而露骨，关节、肌腱突显，提示营养不良，脾胃功能差，内分泌亢进。

❿ 足底狭窄薄小、足趾瘦短者，提示气虚、血虚、低血糖、低血压、内分泌不足、消化吸收功能差、免疫力低下。

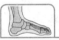 **望足趾外形测异常**

❶ 双足大蹈趾柔软肥胖，趾腹凹凸不平呈山形，右足大蹈趾上翘、肿胀、指腹尖端有硬结节，第四足趾根部有硬块，属于肝脏异常的预兆。

❷ 双足大脚趾皮肤及皮下组织干瘪、失去正常弹性，是脑动脉硬化、脑供血不足的表现。

❸ 蹈趾底部干燥开裂，提示体内毒物蓄积，肝脏负担过重，并且性功能低下；蹈趾极端肥硬，尤其是蹈趾根部，是糖尿病的先兆。

❹ 左蹈趾比右蹈趾粗，提示糖尿病、月经过多等；右蹈趾比左蹈趾粗，提示脑力、体力都很强。

❺ 第二趾尖端柔软肿胀、多皱纹，且呈现萎缩、弯曲状，应当关注一下胃的健康。当第二趾上、下跃出时，提示食欲异常，即往上跃出提示食欲亢进；向下跃出提示食欲减退。

❻ 第三趾趾腹有皱纹者，易患神经紧张、神经衰弱、失眠。

❼ 第三趾的第一、第二节瘦薄者，提示肝肾精气不足，易患近视或老花眼。

❽ 第四趾根部下方出现硬结，提示肝功能差，易患眼病。若第四趾变弱，易患腹泻、便秘、痔疮、胆石症、胆囊炎等疾病。

❾ 小趾与肾脏、膀胱有关。若小趾、蹈趾都胀满，提示性欲亢进和糖尿病；小趾虚弱者，提示性欲较弱，性情阴沉；若小趾弯曲歪斜，提示子宫异常。

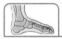 # 观足色知健康

（1）足部呈青色

青色主肝、主风，足部皮肤呈现青绿色，说明血液循环不良，表现为血液黏稠度高、酸度高、血管弹性差。足背、小腿皮下青筋（静脉）突显，除了可能患静脉曲张，还说明肝气比较亢盛、情绪容易激动。在足蹈趾局部出现青色，提示中风先兆，或者肝风、手足痉挛等。

（2）足部呈红色

红色主心、主火，足部皮肤颜色鲜红，说明体内心火旺盛或有炎症发生。足部呈暗红色提示慢性病，若中青年足部暗红且痛，则有闭塞性脉管炎的可能。若老年人足部为深玫瑰色，且夜间烧灼疼痛，趾甲萎缩变形，则可能患糖尿病。

（3）足部呈黄色

黄色主脾、主湿，足部皮肤颜色偏黄是体内脾虚湿重、免疫力低下的重

要特征，提示易疲劳、易患病。足部皮肤色黄而晦暗如烟熏样，提示脾胃功能失调，大多伴有便秘。

（4）足部呈白色

足背胸反射区㿠白而虚浮，提示阳气不足；足底色白而枯皱，提示营血亏虚，多数体形消瘦，常为脾胃及胃肠消化吸收功能较差。

（5）足部呈黑色

黑色主肾、主水。若足心色黑且斑多，提示肾阳虚；足心色黑而枯瘦，提示肾阴虚。若足底肌肉中出现硬结，且表面肤色黑而有斑，提示该反射区对应的脏器有肿瘤之疑。

二、足部触诊法

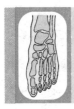

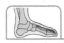 有痛诊断

在足底按摩时,如果所按压的反射区或穴位出现异常压痛,或者有颗粒状、条索状物,提示该部位所对应的脏器出现疾病。

中医学认为,"通者不痛,痛者不通",局部出现压痛,说明该部位所对应的脏器已经受到病变的侵袭,对于疾病的早期诊断有较大参考价值。

在反射区位置准确的情况下,应根据不同年龄、性别、体质,采用适当的按压力度。有的患者足部皮层较厚,对压痛不敏感,施力就应重一些;有的患者病情较重,对压痛很敏感,施力就应轻一些。即使是同一个人,随着病情的好转或加重,也要改变按压力度。否则,将影响诊断的准确性。

在对足部反射区进行刺激时,患者如果感到某一反射区钝痛,说明所对应的脏器或组织可能有慢性炎症、慢性损伤,或虚证。

若患者某一反射区感到刺痛,说明所对应的脏器或组织可能有急性炎症、急性损伤、血瘀、经络不通,或病情较严重,是新病,是实证。

若患者某一反射区感到胀痛,说明所对应的脏器或组织可能有气滞血瘀,经络不畅,肝气郁结,水湿内停,或慢性损伤。

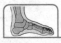 # 无痛诊断

　　无痛诊断是指根据手感和观察足部外形变化来诊断。主要依靠"望、闻、问、切"中的"切"字，而"望、闻、问"则是"切"的辅助。人体器官发生病变时，在足部反射区按压触摸时，会感觉到皮下有气泡状物或水流的感觉，也有可能出现小颗粒状物、条索状物、硬结等，这些异常表现称为阳性点。

　　足部反射区异常情况如下：

　　❶ 胃肠病患者在所对应的反射区内可触摸到颗粒状小结节。

　　❷ 十二指肠溃疡患者可在十二指肠反射区皮下触摸到条索状物。

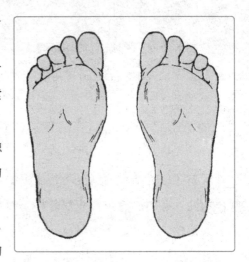

　　❸ 子宫、卵巢如有病变，触摸所对应的反射区时，有水流动的感觉。

　　❹ 有些脏器已摘除的患者，触摸所对应的反射区可有缺如的感觉。

　　❺ 小腿内侧坐骨神经反射区中段皮下如果触摸到结节，提示可能患糖尿病。

　　❻ 脏器如有肿瘤，在所对应的反射区皮下可触摸到小硬块或结节。

　　❼ 有脊椎损伤史的患者，在所对应的反射区皮下可触摸到类似骨质增生的结节或条索状物。

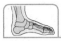触摸双脚知健康

（1）胀

为肿胀。轻者为气胀；重者为水肿。

（2）胀痛

邪热内侵、肿胀、水肿，造成疼痛。

（3）胀沉

轻者气滞血瘀，形成肿胀；重者胸闷气短、心衰、食水难进、大便秘结、尿短、色红。

（4）凉

为风寒。轻者风寒入肉；重者风寒入骨。

（5）凉痛

轻者风寒引起神经肌肉痛；重者风寒入骨引起骨痛。

（6）凉沉

轻者气滞血瘀；重者形成肿块。

（7）麻

多数为血液病变。轻者血液化验不正常，表现为皮炎、皮肤病；重者为血液病。

（8）麻胀

轻者血液化验不正常，如发热、炎症等；重者腹水、长期低热、肾病综合征。

（9）麻凉

轻者血沉快，风湿风寒；重者为风寒合并症，表现毛孔萎缩，身凉无汗。

（10）麻痛

轻者肝瘀生热（无名热）；重者高热、头痛。

（11）酸

多数为外伤性疾病，轻伤于肉，重伤于骨。

（12）酸麻

轻者血液化验可发现不正常；重者为外伤。

（13）酸凉

轻者为风湿病；重者血液循环障碍。

（14）酸痛

轻者为麻木、有凉感；重者为骨折。

第五章

常见疾病的

足部疗法

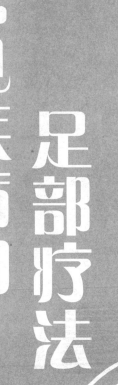

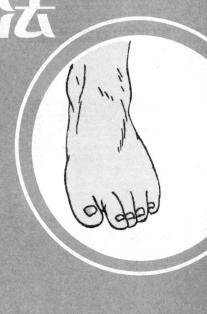

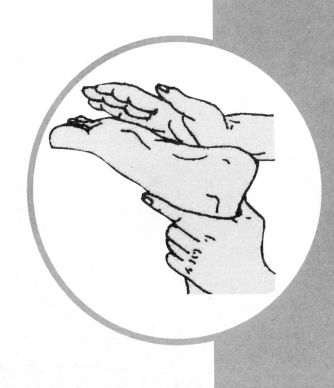

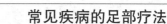

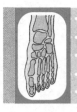

一、呼吸系统疾病

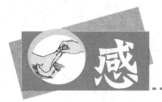

感冒是一种常见病，一年四季都会发生，多数为由病毒或细菌引起上呼吸道急性感染。

临床表现

风热感冒表现为发热明显，恶寒轻，鼻子发干，咽喉肿痛，口干喜冷饮，咳嗽吐黄痰，鼻塞少涕，出汗，头痛头胀等；风寒感冒以恶寒重，发热轻，鼻塞，流清涕，咽喉微痒，打喷嚏，清稀痰，少汗，周身酸痛等为主要症状。

按摩疗法

【有效经穴】金门、申脉、足通谷、京骨、公孙、隐白、厉兑、八风。

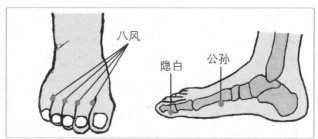

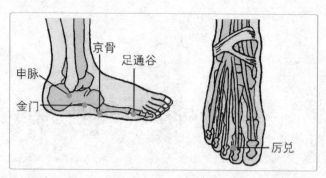

【有效反射区】鼻、喉、颈项、支气管、肺、肾、肾上腺、输尿管、膀胱、脊柱。

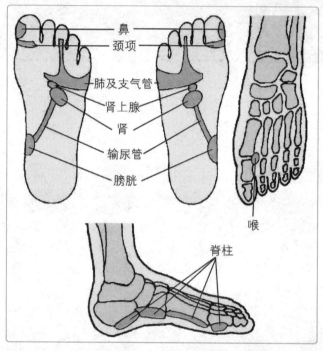

【按摩手法】按揉金门、申脉、足通谷、京骨、公孙穴各 30 次。若咽喉肿痛明显，加按隐白、厉兑、八风穴各 50 次。在按摩时以麻痛感为度。用轻中度手法点按肾、肾上腺、输尿管、膀胱、鼻、颈项、喉反射区各 50 次，感觉以微微酸胀为佳，频率为每分钟 30 ~ 50 次；由足外侧向足内侧推按肺及支气管反射区 50 次，推按脊柱各反射区 30 次。

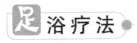 浴疗法

荆防贯众汤治感冒

【药物组成】荆芥、防风各30克，贯众100克，白酒50克。

【制法用法】将前3味药同入锅中，加水适量，煎煮2次，每次20分钟，合并滤汁，与白酒及3000毫升开水同入足浴桶中，先熏蒸，后泡洗双足。每天熏泡1~2次，每次30分钟，每天1剂，3天为1个疗程。

【功效主治】辛温解表。适用于风寒型感冒。

苏艾葱白汤治感冒

【药物组成】紫苏叶、陈艾叶、葱白各90克，生姜1块。

【制法用法】将上药择净，大葱切段，生姜切片，放入药罐中，加清水适量，浸泡5~10分钟后，煮沸5分钟，连渣倒入足浴桶中。桶中放一小木凳，患者脱去鞋袜，两足踏在小木凳上，再用大围巾将膝部以下及足浴桶包裹起来，先熏后泡。待周身出微汗时，立即揩干腿足，避风休息。

【功效主治】辛温解表。适用于风寒感冒，四肢不温，或畏寒者。

两面针汤治感冒

【药物组成】两面针、生姜、青蒿、生葱各30克。

【制法用法】将上药择净，大葱切段，生姜切片，放入药罐中，加清水适量，浸泡5~10分钟后，水煎取汁，倒入足浴盆中，待温时足浴，每次15~20分钟，每日2~3次，每日1剂，连续2~3天。

【功效主治】疏风解表。适用于感冒发热。

银花藤薰洗治感冒

【药物组成】银花藤60克，野菊花50克，白芷20克。

【制法用法】将上药入锅，加水适量，煎煮20分钟，取药液与3000毫升开水同入泡足桶中，先熏蒸，后泡洗双足。每天熏泡1~2次，每

次 30 分钟，每天 1 剂，3 天为 1 个疗程。

【功效主治】辛凉解表，清热解毒。适用于风热型感冒。

贴敷疗法

黄栀僵蚕糊治感冒

【药物组成】大黄、栀子、白僵蚕各 4 份，牛膝 2 份，细辛 1 份。

【制法用法】上药共研细末，每次用 5 ~ 8 克，以米醋调糊，贴敷于双足涌泉穴，外敷伤湿止痛膏固定，4 ~ 6 小时后取下，可连续贴敷。

【功效主治】解表退热。适用于感冒发热。

白芥子糊治感冒

【药物组成】白芥子 90 克，薄荷 30 克，鸡蛋清 2 个。

【制法用法】将白芥子、薄荷共研为细末，加鸡蛋清，调匀成糊状，每次取适量，外敷双足涌泉穴，包扎固定。每日 1 次。

【功效主治】宣肺散寒。适用于风寒型感冒。

艾灸疗法

【取穴】昆仑、解溪、照海。

【操作】点燃艾条后，悬于穴位之上，艾火距离皮肤 2 ~ 3 厘米进行熏烤。每穴灸 20 分钟，各穴依次施灸，每日 1 次。

温馨提示

注意休息，多饮水。重症或发热甚者应卧床休息。流行性感冒（流感）患者应避免外出活动。

足浴疗法对本病有较好的预防作用。如在流感季节每日按摩足部穴位、足反射区，可以预防流感。

在气温多变的季节注意保暖，避免受凉和过度劳累。经常参加体育锻炼，增强体质，可减少本病的发生。

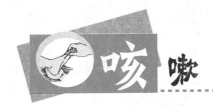咳 嗽

咳嗽是呼吸系统疾病的主要症状之一。"咳"指肺气上逆，有声无痰；"嗽"指咯吐痰液，有痰无声，一般多声痰并见，故并称咳嗽。根据病因分为外感咳嗽和内伤咳嗽两大类。外感咳嗽是由外邪侵袭引起，发病较急；内伤咳嗽则为脏腑功能失调所致，发病缓慢。

临床表现

咳嗽的主要症状是口干，咽喉有燥痛感，恶心，呕吐，常伴有咳吐白、黄色黏痰，严重时痰中带血。

按摩疗法

【有效经穴】涌泉、解溪、然谷、行间、丰隆。

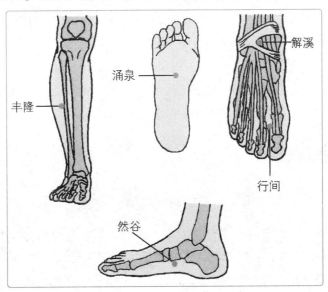

【有效反射区】肾、输尿管、膀胱、尿道、腹腔神经丛、肾上腺、甲状旁腺、肺、支气管、气管、扁桃体、咽喉、声带、胸部、胸腺、化痰点、头颈淋巴结、上身淋巴结、下身淋巴结。

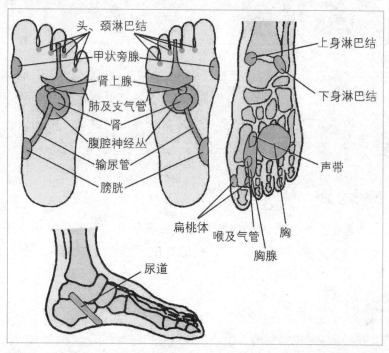

【按摩手法】用食指关节点按涌泉、行间、然谷、解溪、丰隆穴各30～50次。用食指关节刮压基本反射区各1～2分钟。用食指关节点按肾上腺、甲状旁腺、扁桃体反射区各30～50次。用食指关节刮压推按肺、支气管、气管反射区各3分钟。用拇指点咽喉、声带、胸、胸腺、化痰点、各淋巴结反射区各2～3分钟。重复刮压5个基本反射区各1～2分钟。

足浴疗法

艾叶汤治咳嗽

【药物组成】艾叶30克。

【制法用法】将艾叶择净，放入药罐中，加清水适量，浸泡5～10分钟，水煎取汁，放入足浴盆中，待温时足浴。每次15～30分钟，每晚1次（以临睡前为佳），每次1剂，连用3～5天。

【功效主治】温肺散寒。适用于肺寒咳嗽，遇寒尤甚，咳嗽痰少，咽喉不利者。

麻黄细辛汤治咳嗽

【药物组成】麻黄、细辛各50克。

【制法用法】诸药择净，用纱布包好，放入适量水中浸泡30分钟，水煎取汁，放入足浴盆中，待温时足浴。每次15~30分钟，每日2~3次，每日1剂，连用3~5天。

【功效主治】疏风散寒。适用于慢性支气管炎引起的咳嗽，痰白，不易咳出者。

薄荷银花汤治咳嗽

【药物组成】薄荷、银花各30克，杏仁50克，甘草15克。

【制法用法】上药加清水2000毫升，煮沸5分钟，取药液倒入足浴盆内，待温度在40~50℃时，浸泡双足30分钟，每日1次。

【功效主治】清热止咳。适用于风热咳嗽。

百部止嗽汤治咳嗽

【药物组成】百部30克，紫菀、化橘红、大力子、前胡各10克。

【制法用法】将上药择净，放入药罐中，加清水适量，浸泡5~10分钟，水煎取汁，放入足浴盆中，待温时足浴。每次15~30分钟，每日2~3次，每日1剂，连续3~5天。

【功效主治】理气宣肺，止咳化痰。适用于肺燥咳嗽及阴虚燥咳。

贴 敷疗法

杏仁蒜泥糊治咳嗽

【药物组成】杏仁、法半夏各等份，大蒜适量。

【制法用法】将杏仁、法半夏研末，加大蒜捣为糊状，用温水洗脚后，用药糊敷双足涌泉穴，胶布固定。早、晚各换药1次，3日为1个疗程。

【功效主治】宣肺止咳。适用于外感咳嗽。

白芥子糊治咳嗽

【药物组成】白芥子、吴茱萸各18克，雄黄6克，白凤仙花全草1株，白酒适量。

【制法用法】将前3味药捣末，同白凤仙花全草捣烂混匀，加白酒适量，调为稀糊状，外敷双足涌泉穴、肺俞穴、膻中穴，外以纱布包扎固定，一般敷药24小时后症状即可减轻。

【功效主治】温肺散寒。适用于寒性咳嗽。

艾灸疗法

【取穴】昆仑、解溪、照海。

【操作】点燃艾条后，悬于穴位之上，艾火距离皮肤2~3厘米进行熏烤。每穴灸10分钟，每日1次。

温馨提示

咳嗽未愈期间忌食冷、酸、辣食物，宜多喝水。

饮食应以新鲜蔬菜为主，适当吃豆制品，荤菜量应减少，可食少量瘦肉或禽、蛋类食品。食物以蒸煮为主。水果可以选择梨、苹果、藕、柑橘等，量不必多。

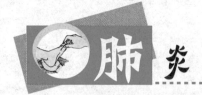

肺炎可由细菌、病毒、过敏反应原及化学物质引起。分为大叶性肺炎、局灶性肺炎、支气管肺炎等。多发于冬春两季，尤其在气候变化、受寒、淋雨、患急慢性疾病、身体抵抗力下降时易发。

临床表现

初起似感冒症状，继则发热、咳嗽、气急、鼻翼扇动、口唇和指甲发紫，甚则抽搐、昏迷。较大儿童可出现寒战、胸痛、痰中带血等症状。

按摩疗法

【有效经穴】足三里、复溜、丰隆、三阴交、太溪、太冲。

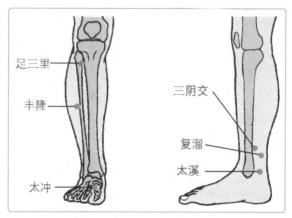

【有效反射区】肾、输尿管、膀胱、肾上腺、腹腔神经丛、肺及支气管、甲状旁腺、心脏、内耳迷路、喉与气管、食管、胸腺、上身淋巴结、下身淋巴结。

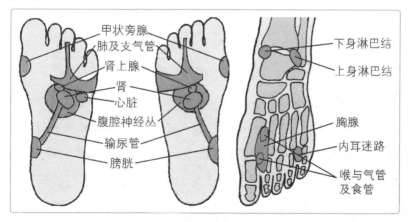

【按摩手法】按揉足三里、复溜、丰隆、三阴交、太溪、太冲穴各50~100次，力度适中。以轻、中度手法刺激肾、输尿管、膀胱反射区各

5～10次，约10分钟；以中度手法刺激肾上腺、腹腔神经丛反射区各3分钟；以重度手法刺激肺及支气管、甲状旁腺、心脏、内耳迷路反射区各5分钟；揉按喉与气管、食管反射区3分钟，揉按胸腺、上身淋巴结、下身淋巴结反射区各15～30次，均用重手法。每日1次，每次40分钟。

足浴疗法

大力子汤治肺炎

【药物组成】大力子15克，桑叶、菊花、鱼腥草、杏仁各10克。

【制法用法】将上药择净，放入药罐中，加入清水适量，浸泡5～10分钟，文火煮沸，去渣取汁，将药汁倒入足浴盆中，待温度适宜时，将双足放入浸泡。每次10～15分钟，每日3次，每日1剂，连续5剂。

【功效主治】清热化痰，宣肺平喘。适用于肺炎咳喘。

麻杏石甘汤治肺炎

【药物组成】麻黄、甘草各5克，杏仁10克，石膏30克。

【制法用法】将上药择净，先将石膏放入药罐中，加入清水适量，浸泡5～10分钟后煎沸，再将余药放入同煎，取汁去渣，将药汁倒入足浴盆中，待温度适宜时，将双足放入浸泡。每次10～15分钟，每日3次，每日1剂，连续3～5天。

【功效主治】清热宣肺。适用于肺炎咳喘。

石膏萝卜汤治肺炎

【药物组成】石膏30克，白萝卜250克。

【制法用法】白萝卜洗净，切片，放入药罐中，加入清水适量，浸泡20分钟，文火煮沸，15分钟后再将石膏放入，煮沸，去渣取汁，将药汁倒入足浴盆中，待温度适宜时，将双足放入浸泡。每次10～15分钟，每日3次，每日1剂，连续5剂。

【功效主治】清热宣肺。适用于肺炎咳喘。

贴敷疗法

燕泥膏治小儿肺炎

【药物组成】燕子窝泥 60 克,生石膏 100 克,葛根 20 克,雄黄、冰片各 15 克,田螺 10 克,葱白 3 茎,鸭蛋 2 枚。

【制法用法】先将前 5 味药共研成细末,再将田螺、葱白共捣烂如泥状,与药末、鸭蛋清调和成泥状,做成 3 个药饼备用。取药饼分别贴敷于前额及双涌泉穴,胶布固定,干则更换。

【功效主治】清热、解毒、定惊。适用于小儿肺炎,发热抽搐。

艾灸疗法

【取穴】厉兑、太溪、足窍阴。

【操作】点燃艾条后,悬于穴位之上,艾火距离皮肤 2～3 厘米进行熏烤。每穴灸 10 分钟,每日 1 次。

温馨提示

注意锻炼身体,增强机体抵抗力,防止受凉,及时治疗上呼吸道感染。保持室内空气新鲜,患者饮食宜清淡富有营养,多饮开水。呼吸急促时,应保持气道通畅,随时吸痰。

哮喘是一种以呼吸困难为主要表现的呼吸系统疾病,是由于遗传、过敏、大气污染、精神等因素互相交织在一起形成的变态反应性疾病。哮喘发作突然,多数在半夜或清晨。这是因为支气管平滑肌受迷走神经支配,迷走神经在夜间兴奋性增强,从而使支气管平滑肌收缩,管腔变窄;同时黏膜充血、水肿、分泌物增加,堵塞气管,导致哮喘发作。季节的变更、天气的变化、温度的升降、花粉和烟尘的吸入、过度疲劳、饮食过量、情绪变化等为哮喘发作的常见诱因。

临床表现

哮喘阵发性反复发作，发作时患者有胸闷、气急、哮鸣、呼吸困难、唇与指甲青紫、气短汗出、口渴咽干、咳嗽或咯痰。严重者可并发支气管扩张、肺气肿等。

按摩疗法

【有效经穴】足三里、丰隆、太溪、涌泉、行间、上巨虚、昆仑。

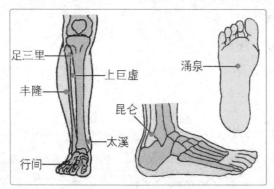

【有效反射区】肾、肾上腺、垂体、输尿管、膀胱、肺及支气管、鼻、颈项、大肠各区、胃、胆囊、肝、脾、头颈淋巴结、胸腺、腹部淋巴结、盆腔淋巴结、颈椎、胸椎。

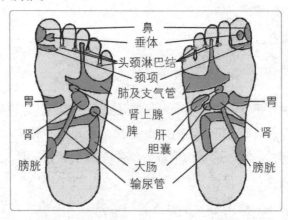

【按摩手法】按揉涌泉、太溪、足三里、丰隆、上巨虚、行间、昆仑各30次，按摩力度以局部胀痛为宜。依次点按肾、肾上腺、垂体、膀胱反射区各100次；由足趾向足跟方向推按输尿管反射区100次，频率以每分钟30～50次为宜；由足内侧向足外侧推按肺反射区100次；点按鼻、头颈淋巴结、胸腺、腹部淋巴结、盆腔淋巴结反射区各100次；由足跟向足趾方向推按升结肠反射区50次，从右向左推按横结肠反射区50次，从足趾向足跟方向推按降结肠反射区50次，从足外侧向足内侧推按乙状结肠、直肠反射区50次；点按颈椎、胸椎、胃、胆囊、肝、脾反射区各30次。

足浴疗法

鱼腥草大力子汤治哮喘

【药物组成】鱼腥草、蒲公英、车前草各100克，大力子15克，萝卜子10克。

【制法用法】将上药择净，同放入锅中，加清水适量，浸泡5～10分钟，水煎取汁，放入足浴盆中，待温时足浴。每日2次，每次10～30分钟，每日1剂，连续3～5天。

【功效主治】清热化痰。适用于痰热蕴肺所致的哮喘。

麻黄半夏汤治哮喘

【药物组成】麻黄、半夏各20克，桂枝、细辛、甘草各6克，白芍24克，五味子15克，生姜4片。

【制法用法】将上药择净，放入药罐中，加清水适量，浸泡5～10分钟，水煎取汁，放入足浴盆中，待温时足浴。每次30分钟，每日1次，每次1剂，连用2～3天。

【功效主治】解表化痰，治咳平喘。适用于寒痰喘嗽、胸膈满闷、咳痰稀白、哮喘。

白萝卜紫苏汤治哮喘

【药物组成】白萝卜150克，全紫苏、鲜橘皮各100克。

【制法用法】将萝卜洗净，切片，与诸药同放入锅中，加清水适量，浸泡5~10分钟，水煎取汁，放入足浴盆中，待温时足浴。每日2次，每次10~30分钟，每日1剂，连续3~5天。

【功效主治】下气平喘。适用于肺气壅遏所致的哮喘。

加味鱼腥草治哮喘

【药物组成】鱼腥草60克，苏子30克，白芥子、莱菔子、五味子各20克，地龙30克，沉香10克，鸡蛋2个。

【制法用法】以上7味药加水适量煎煮30分钟，再加入鸡蛋煮至鸡蛋熟，取蛋食用。取药液温洗双足，每晚1次，8天为1个疗程。

【功效主治】止咳定喘。适用于哮喘。

贴 敷疗法

南星芥子方治哮喘

【药物组成】生南星、白芥子各等份。

【制法用法】上药共研成细末，储瓶备用。每次取药末5克，用生姜汁适量调匀，外涂足心涌泉穴，干则再涂之，并用生姜汁保持药层湿润。

【功效主治】化痰平喘。适用于哮喘。

蓖麻仁糊治哮喘

【药物组成】蓖麻仁10克，石蒜1头。

【制法用法】将蓖麻仁与石蒜共捣烂如糊状，敷贴双足涌泉穴，纱布包扎固定。每日1次，7天为1个疗程。

【功效主治】清热化痰。适用于痰热肺壅之咳喘。

天南星芥子糊治哮喘

【药物组成】天南星、白芥子各30克，姜汁适量。

【制法用法】将天南星、白芥子共研成细末，加姜汁调匀成糊状，分别敷贴双涌泉穴、中脘穴，干后则换。每日 3~5 次。

【功效主治】温肺化痰。适用于痰喘闭气。

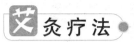 **艾灸疗法**

【取穴】足三里、昆仑、涌泉。

【操作】点燃艾条后，悬于穴位之上，艾火距离皮肤 2~3 厘米进行熏烤。每穴灸 20 分钟，每日 1 次。

温馨提示

> 注意保暖，预防感冒；经常锻炼身体，增强机体抵抗力。
>
> 避开过敏原，忌食辛辣腥发等刺激之品及有致敏作用的食物，禁烟酒。
>
> 如遇哮喘持续状态，则应立即采取综合性治疗措施。

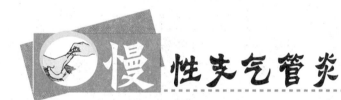 **慢性支气管炎**

慢性支气管炎是指支气管黏膜及其周围组织的慢性非特异性炎症。分单纯型、喘息型两种。可并发肺气肿、肺心病等。

临床表现

慢性支气管炎表现为连续 2 年以上，每年持续 3 个月以上的咳嗽、咳痰或气喘等症状。

按摩疗法

【有效经穴】丰隆、足三里、三阴交、太溪、太冲、涌泉。

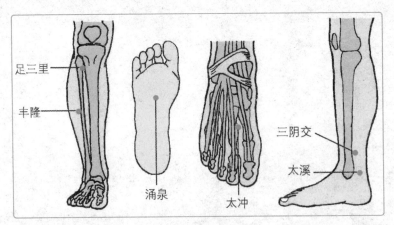

足三里
丰隆
三阴交
太溪
涌泉
太冲

【有效反射区】肺及支气管、甲状旁腺、心、脾、喉与气管、食管、胸腺。

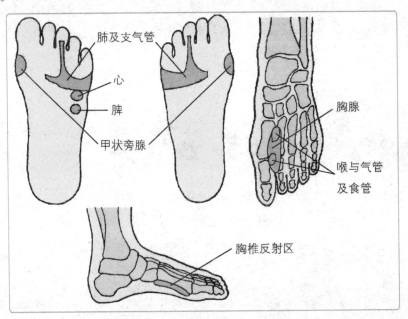

肺及支气管
心
脾
甲状旁腺
胸腺
喉与气管及食管
胸椎反射区

【按摩手法】点按丰隆、足三里、三阴交、太溪、太冲、涌泉穴各50～100次。推压肺及支气管反射区30～50次；按揉喉与气管、食管反射区30～50次；按揉甲状旁腺、心、脾反射区30次；推压胸腺反射区30～50次；推压胸椎反射区30次。每天2次，1个月为1个疗程。症状缓解后，应坚持每天按摩1次，并适当锻炼身体。

足浴疗法

鱼腥细辛汤治慢性支气管炎

【药物组成】鱼腥草 150 克，细辛 100 克，麻黄 50 克。

【制法用法】将上药放入药锅中，加水适量煎煮，去渣取汁，待药温适宜后足浴。每次 15~30 分钟，每日 2~3 次，每日 1 剂，连续 3~5 日。

【功效主治】宣肺理气，清热化痰。适用于慢性支气管炎。

茜草橙皮水治慢性支气管炎

【药物组成】鲜茜草 30 克，橙皮 20 克。

【制法用法】将上药加清水适量，煎沸 10 分钟，去渣取汁，同 1000 毫升开水倒入足浴盆中，先熏蒸，待温度适宜时泡洗双脚。每天 2 次，每次 40 分钟，10 天为 1 个疗程。

【功效主治】理气调中，燥温化痰。适用于慢性支气管炎。

干姜苏叶水治慢性支气管炎

【药物组成】干苏叶 90 克，干姜 10 克。

【制法用法】将上药用清水 1500 毫升浸泡 30 分钟，煎数沸，去渣取汁，倒入足浴盆中，先熏蒸，待温度适宜时泡洗双脚。每天早、晚各 1 次，每次 30 分钟，10 天为 1 个疗程，用完第 1 个疗程，间隔 3 天再用第 2 个疗程。

【功效主治】止咳平喘。适用于慢性支气管炎。

贴敷疗法

椒桃糊治慢性支气管炎

【药物组成】白胡椒、桃仁、木鳖子各 7 粒，鸡蛋清适量。

【制法用法】将前 3 味药研末，用鸡蛋清调为糊状，外敷双侧涌泉穴。每日 1 次，连用 3~5 日。

【功效主治】宣肺止咳。适用于慢性支气管炎。

天南星面粉糊治慢性支气管炎

【药物组成】天南星 12 克，明矾 6 克，面粉适量，米醋少许。

【制法用法】将天南星、明矾共研为细末，加面粉混匀，用米醋适量调为糊状，外敷双侧涌泉穴、大椎穴。每日 1 次，连续 3～5 日。

【功效主治】化痰止咳。适用于慢性支气管炎。

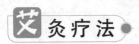艾灸疗法

艾灸治慢性支气管炎

【取穴】厉兑、内庭、足窍阴、足通谷。

【操作】点燃艾条后，悬于穴位之上，艾火距离皮肤 1～2 厘米进行熏烤，患者不能忍受时稍移开 3～5 秒，待疼痛消失再次熏烤。每穴灸 10 分钟，使局部明显发红为度，每日 1 次。

艾灸治慢性支气管炎

【取穴】太溪、三阴交、足窍阴、足通谷。

【操作】点燃艾条后，悬于穴位之上，艾火距离皮肤 2～3 厘米进行熏烤。每穴灸 10 分钟，每日 1 次。

温馨提示

足部疗法对于本病有较好的疗效。急性支气管炎治疗要彻底，以防止迁延不愈，转为慢性支气管炎；对于慢性支气管炎要坚持治疗，才能有较好的疗效。

戒烟，忌食生冷辛辣腥发之品。

增强体质并及时治疗上呼吸道感染。

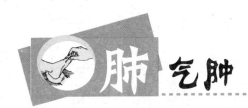

肺气肿包括慢性阻塞性肺气肿、老年性肺气肿、代偿性肺气肿、间质性肺气肿。这里主要讨论并发于肺部慢性疾病，如慢性支气管炎、支气管哮喘、支气管扩张等引起终末细支气管不完全阻塞，吸气尚能照常而呼气却受阻，使终末细支气管远端及肺泡呈过度充气膨胀状态，继而肺组织弹力减退，回缩不良，容积增大，呼吸幅度变小，影响肺部通气、换气功能，后期还可并发肺心病、心肺功能障碍，严重影响健康和劳动力。

临床表现

开始为慢性咳嗽、咳痰、气喘等慢性支气管炎症状，当发展到慢性阻塞性肺气肿时，呼吸困难逐渐加重，稍事动作便感觉气急，继而上楼梯、走路甚至休息时也感觉气喘、呼吸短促、乏力。病情严重时还可出现紫绀。

按摩疗法

【有效经穴】足三里、阴陵泉、三阴交、丰隆、太溪、复溜、内庭。

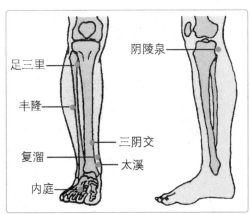

【有效反射区】腹腔神经丛、肾、输尿管、膀胱、肺、支气管、气管、心脏、甲状腺、甲状旁腺、喉、胸腺、上身淋巴结、下身淋巴结、额窦、颈项、鼻。

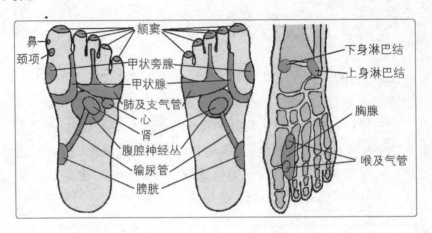

【按摩手法】按揉足三里、阴陵泉、三阴交、丰隆、太溪、复溜、内庭各50~100次，力量以微感酸胀为度。先用单食指扣拳法在肾、输尿管、膀胱反射穴区共扣压5分钟，然后用拇指推压喉、气管、胸腺反射区各2分钟，继用拇食指扣拳法扣刮上身淋巴结、下身淋巴结反射区各2分钟，再以拇指扣压额窦、颈项、鼻、甲状腺、甲状旁腺反射区各1分钟，最后用单食指钩掌法刮肺、支气管反射区各2分钟。

足 浴疗法

五味子汤治肺气肿

【药物组成】五味子30克。

【制法用法】将五味子择净，放入药罐中，加清水适量，浸泡5~10分钟，水煎取汁，放入足浴盆中，待温时足浴。每次15~30分钟，每日1~3次，每日1剂，连用7~10天。

【功效主治】补肺益气。适用于肺气肿，证见脾肺亏虚、气短乏力、纳差食少、视物模糊等。

党参汤治肺气肿

【药物组成】党参、黄芪各 10 克。

【制法用法】将上药择净，放入药罐中，加清水适量，浸泡 5 ~ 10 分钟，水煎取汁，放入足浴盆中，待温时足浴。每次 15 ~ 30 分钟，每日 2 ~ 3 次，每日 1 剂，连用 7 ~ 10 天。

【功效主治】补益脾肺。适用于肺气肿，证见心悸、气短等。

杏仁茯苓汤治肺气肿

【药物组成】杏仁、厚朴、茯苓各 10 克。

【制法用法】将上药择净，放入药罐中，加清水适量，浸泡 5 ~ 10 分钟，水煎取汁，放入足浴盆中，待温时足浴。每次 15 ~ 30 分钟，每日 2 ~ 3 次，每日 1 剂，连用 7 ~ 10 天。

【功效主治】下气平喘，通利三焦。适用于肺气肿，证见胸脘满闷、纳差食少等。

桃仁红花汤治肺气肿

【药物组成】桃仁、红花、川芎、杏仁各 10 克，赤芍、麻黄、当归各 15 克，百部 12 克。

【制法用法】将上药择净，加清水适量，水煎取汁，放入足浴盆中，先熏蒸后浴足。每日 1 剂，连用 1 个月为 1 个疗程。

【功效主治】化痰止咳平喘。适用于慢性阻塞性肺气肿。

贴 敷疗法

热咳膏治肺气肿

【药物组成】大蒜 30 克，栀子、桃仁各 12 克，杏仁、胡椒、牵牛子各 7 粒，鸡胆 4 个。

【制法用法】将上药共捣烂如泥状，加鸡胆汁调匀，制成药饼，分别敷贴双侧涌泉穴、肺俞穴，外用纱布覆盖，胶布固定，待局部有烧灼感、刺痛感时，将药饼除去。每3日贴药1次，7次为1个疗程。

【功效主治】清热化痰。适用于肺气肿，咳嗽，痰黄黏稠。

艾灸疗法

【取穴】太溪、三阴交、足窍阴、足通谷。

【操作】点燃艾条后，悬于穴位之上，艾火距离皮肤2～3厘米进行熏烤。每穴灸10分钟，每日1次。

温馨提示

适当运动锻炼或练气功，锻炼骨骼肌和呼吸肌群，改善肺功能。

足浴疗法对本病有一定的疗效，可缓解气喘、气憋等症状，但危重患者应去医院治疗，缺氧明显时应吸氧。

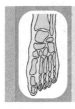 **二、消化系统疾病**

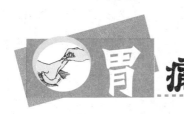 **胃痛**

　　胃痛又称胃脘痛，是一种常见症状，几乎人人都发生过。胃是人体消化器官之一，在正常状态下，它不停地蠕动，如果胃不能正常蠕动，就会影响消化与吸收，造成食物在胃中积聚，从而引发疼痛。当幽门螺杆菌等致病微生物感染时，胃黏膜发生炎症或损伤，会引发胃痛。

临床表现

　　本病以上腹部疼痛为主要症状，常兼有恶心、呕吐、反酸、嗳气、食少、腹胀等症状。

按摩疗法

　　【有效经穴】足三里、公孙、内庭。

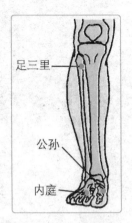

【有效反射区】 腹腔神经丛、胃及十二指肠、脾、肝、胆、食管。

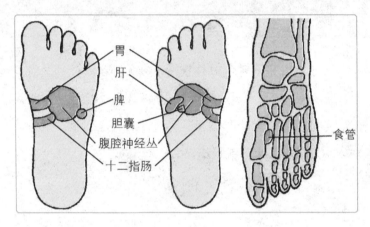

【按摩手法】 足三里、公孙、内庭等穴位的按摩手法，一般都采用拇指或食指指尖或指腹进行按揉，每穴 3 分钟左右，以局部出现酸胀感为宜。对腹腔神经丛反射区进行按摩时，可由下往上施行扣、压、按、揉等手法。胃及十二指肠、脾反射区的按摩方向为左足由外向内，右足由内向外。肝、胆反射区的按摩必须按照由下往上的方向进行。食管的按摩方向是由外侧往足后跟方向推进。

足浴疗法

附片干姜方治胃痛

【药物组成】 制附片 20 克，干姜 50 克，木香 30 克。

【制法用法】将以上 3 味药放入锅中，加水适量，煎 30 分钟，去渣取汁，与 3000 毫升开水同入足浴桶中，先熏蒸后浸泡。每天 1 次，每次 30 分钟，7 天为 1 个疗程。

【功效主治】温胃散寒止痛。适用于寒性胃痛。

白花蛇舌草汤治胃痛

【药物组成】白花蛇舌草 60 克，徐长卿 30 克，川芎 20 克。

【制法用法】将以上 3 味药放入锅中，加水适量，煎煮 30 分钟，去渣取汁，与 3000 毫升开水同入足浴桶中，先熏蒸后浸泡。每天 1 次，每次 30 分钟，7 天为 1 个疗程。

【功效主治】清热泻火，行气止痛。适用于胃热型胃痛。

青蒿黄连汤治胃痛

【药物组成】青蒿 30 克，胡黄连 10 克。

【制法用法】将上药择净，放入药罐中，加清水适量，浸泡 5～10 分钟，水煎取汁，放入足浴盆中，待温时足浴。每次 15～30 分钟，每日 2 次，每日 1 剂，连用 3～5 天。

【功效主治】养阴益胃。适用于脾胃阴虚所致的胃脘隐痛，证见口渴而不欲饮，小便短黄，大便干结等。

竹茹胆星方治胃痛

【药物组成】竹茹 15 克，胆星 30 克。

【制法用法】将上药择净，放入药罐中，加清水适量，浸泡 5～10 分钟，水煎取汁，放入足浴盆中，待温时足浴。每次 15～30 分钟，每日 2 次，每日 1 剂，连用 3～5 天。

【功效主治】清热和胃。适用于脾胃湿热所致的胃脘痛，证见胃脘灼热，口渴喜饮，小便短黄，大便秘结等。

贴 敷疗法

吴白散治胃痛

【药物组成】吴茱萸5克，白胡椒2克，丁香、肉桂各1.5克。

【制法用法】上药研细末，加白酒炒热，制成药饼，敷贴胃俞、足三里、内关等穴，外用胶布固定。每日1次，10次为1个疗程。

【功效主治】温胃散寒，理气止痛。适用于胃脘痛。

艾 灸疗法

【取穴】足三里、内庭、公孙。

【操作】点燃艾条后，悬于穴位之上，艾火距离皮肤2厘米左右进行熏烤，至局部皮肤发红，每穴灸10分钟，每日1次。

温馨提示

保持心情舒畅，合理安排工作和休息，避免精神过度紧张和过度疲劳。

不用或慎用刺激胃黏膜性的药物，如果必须服用，可在饭间或饭后服用。

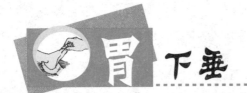

当胃的下缘达盆腔时称为胃下垂。正常情况下，胃和十二指肠两端是固定的，主要由胃膈韧带、胃脾韧带、胃结肠韧带固定。除两端外，胃的其他部位可做一定程度的上下、左右方向移动。当上述韧带松弛时，则会出现胃下垂。

临 床表现

胃脘坠胀不舒，尤以饭后加重，时有脘腹隐隐作痛，或痛连胁肋，纳差，伴嗳气、吞酸、嘈杂、呕吐、大便时溏时秘，消瘦、乏力、心悸。

摩疗法

【有效经穴】足三里、内庭、上巨虚、下巨虚、照海。

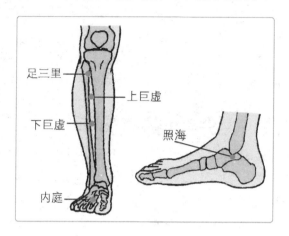

【有效反射区】腹腔神经丛、肾、输尿管、膀胱、胃、十二指肠、小肠、大肠、直肠及肛门、尾骨内侧、腰椎、骶骨。

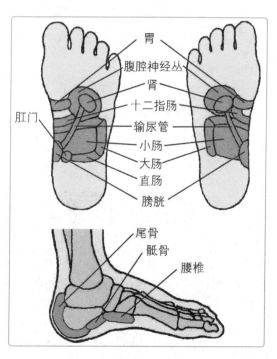

【按摩手法】按揉足三里、内庭、上巨虚、下巨虚、照海各200次。按摩时，以局部有酸胀、麻痛感为宜。依次点按腹腔神经丛、肾、膀胱、胃、十二指肠反射区各100次；按压小肠、大肠、直肠及肛门反射区各50次；按揉腰椎、骶骨、尾骨内侧反射区各30次；推按输尿管反射区100次；每日1次，30天为1个疗程。

足浴疗法

黄芪升麻汤治胃下垂

【药物组成】黄芪30克，枳壳15克，升麻10克。

【制法用法】将上药择净，放入药罐中，加清水适量，浸泡5～10分钟，水煎取汁，倒入足浴盆中，先熏蒸，待温度适宜时足浴。每日1次，每次10～30分钟，每日1剂，连用10～15天。

【功效主治】健脾升阳。适用于胃下垂，证见胃脘胀满，泛吐清水，纳差食少等。

葛根汤治胃下垂

【药物组成】葛根30克。

【制法用法】将上药择净，放入药罐中，加清水适量，浸泡5～10分钟，水煎取汁，倒入足浴盆中，先熏蒸，待温度适宜时足浴。每日1次，每次10～30分钟，每日1剂，连用10～15天。

【功效主治】升阳益气。适用于胃下垂，证见胃脘胀满，呃逆连连。

白术生姜方治胃下垂

【药物组成】白术、桂圆壳各30克，生姜50克，升麻15克。

【制法用法】将以上4味药同入锅中，加水适量，煎煮40分钟，去渣取汁，与3000毫升开水同入足浴桶中，先熏蒸，后浸泡。每晚1次，每次30分钟。

【功效主治】益气温中，健脾升提。适用于脾胃虚弱型胃下垂，证见胃部坠胀作寒，泛吐清水，四肢不温，倦怠乏力，喜暖怕冷，喜温热饮食，舌质淡，苔薄白，脉细无力。

党参白术汤治胃下垂

【药物组成】党参、黄芪、茯苓、白术、当归、炙甘草各 15 克，升麻 10 克。

【制法用法】将上药择净，放入药罐中，加清水适量，浸泡 5～10 分钟，水煎取汁，倒入足浴盆中，先熏蒸，待温度适宜时足浴。每日 1 次，每次 10～30 分钟，每日 1 剂，连用 10～15 天。

【功效主治】补脾益气。适用于胃下垂，证见胃脘胀满，呃逆连连。

贴 敷疗法

温提膏治胃下垂

【药物组成】附子 120 克，五倍子 90 克，大麻子 150 克，细辛 10 克。

【制法用法】将上药分别捣烂，混合研匀；先用生姜（切片）将涌泉、百会摩擦至发热，再取上药适量，加黄酒或温水调成膏状，做成直径 1～1.5 厘米的药饼，分别敷贴百会、涌泉，外用伤湿止痛膏固定。每 2 天 1 次，3 次为 1 个疗程。

【功效主治】温肾益气升提。适用于胃下垂。

艾 灸疗法

【取穴】足三里、冲阳、商丘。

【操作】点燃艾条后，悬于穴位之上，艾火距离皮肤 2 厘米左右进行熏烤，至局部皮肤发红，每穴灸 10 分钟，每日 1 次。

温馨提示

进食后不要参加重体力劳动和剧烈活动，饭后散步，有助于本病康复。

生活起居要有规律，少食多餐，忌食生冷、辛辣及不易消化的食物。

可配合腹肌锻炼，做仰卧起坐等运动。

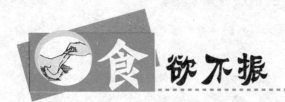 **食欲不振**

食欲不振有两种情况：一种是生理性食欲不振，多数发生在情绪不佳、睡眠时间不足、身体疲倦时，持续时间一般都较短；另一种情况是长期没有食欲，甚至伴有其他不适症状，例如，肝病初期会有食欲不振表现，心肾疾病、恶性肿瘤、抑郁症患者等，都存在食欲不振的问题。

临床表现

主要表现为腹胀，食少无味，呕吐等。

按摩疗法

【有效经穴】足三里、隐白。

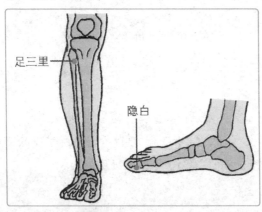

足三里

隐白

【有效反射区】胃、十二指肠、胰腺、肝、胆、脾。

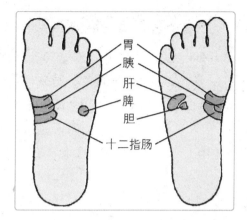

胃
胰
肝
脾
胆
十二指肠

【按摩手法】 对足三里、隐白可用点、揉、按等手法进行按摩。食欲不振的主要原因是胃、十二指肠、胰腺、肝、胆、脾等脏器功能紊乱。因此，上述各个脏器相对应的反射区是足部按摩治疗的重点区域，按摩时间为 5~8 分钟。其余反射区为相关反射区，时间可稍短些，大约 3 分钟。按摩时，按摩者可一手握住被按摩者足部，另一手握拳，中指、无名指、小指的第一、第二指间关节屈曲，以食指近侧指间关节的背侧为施力点，对脾、胃、胰、十二指肠、肝、胆等反射区做局部定点揉、压、摩、擦等动作。

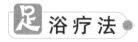 浴疗法

青陈皮山楂方治食欲不振

【药物组成】 青皮 20 克，陈皮 30 克，焦山楂 50 克，薄荷 10 克。

【制法用法】 将上药同入锅中，加水适量，煎煮 30 分钟，去渣取汁，倒入足浴盆中，先熏蒸后浸泡，每次 30 分钟。每晚 1 次，7 天为 1 个疗程。

【功效主治】 清食和胃，促进食欲。适用于食欲不振。

橘皮荷叶方治食欲不振

【药物组成】 鲜橘皮 60 克，鲜荷叶 1 张，麦芽、谷芽各 30 克。

【制法用法】 将上药同入锅中，加水适量，煎煮 30 分钟，去渣取汁，倒入足浴盆中，先熏蒸后浸泡，每次 30 分钟。每晚 1 次，7 天为 1 个疗程。

【功效主治】 消食和胃，促进食欲。适用于食欲不振。

白萝卜砂仁方治食欲不振

【药物组成】白萝卜500克，砂仁4克，陈皮30克，神曲40克。

【制法用法】先将白萝卜洗净，切成薄片，与砂仁、陈皮、神曲同入锅中，加水适量，煎煮30分钟，去渣取汁，倒入足浴盆中，先熏蒸后浸泡，每次30分钟。每晚1次，7天为1个疗程。

【功效主治】消食和胃，促进食欲。适用于食欲不振。

贴敷疗法

吴茱萸散治食欲不振

【药物组成】吴茱萸、苍耳子各20克，肉桂5克。

【制法用法】上药共研成细末，装瓶备用。用时取药末10克，用米醋适量调为稀糊状，敷贴双侧涌泉穴，外用纱布包扎，胶布固定。每日1次，连用3天。

【功效主治】温中降逆。适用于食欲不振、消化不良。

艾灸疗法

【取穴】足三里、公孙、太冲。

【操作】点燃艾条后，悬于穴位之上，艾火距离皮肤2~3厘米进行熏烤。每穴灸10分钟，每日1次。

温馨提示

精神紧张引起的食欲不振，首先应解除精神紧张的病因，然后再按摩相应的足部反射区。

注意身体保健、保暖，加强锻炼，早睡早起。

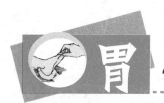胃 十二指肠溃疡

胃十二指肠溃疡是一种常见消化道疾病。一般认为，由于大脑皮质接受外界不良刺激后，导致胃和十二指肠壁血管和平滑肌发生痉挛，使胃肠壁细胞营养发生障碍，胃肠黏膜抵抗力下降，致使胃肠黏膜易受胃液消化而形成溃疡。

临床表现

上腹疼痛，可能会有钝痛、灼痛、胀痛或剧痛，也可能表现为饥饿时隐痛不适。典型表现为轻度或中度剑突下持续性疼痛，服制酸剂或进食后可缓解。多数疼痛呈节律性：早餐后 1～3 小时开始出现上腹痛，若不服药或进食，则持续至午餐后才能缓解。餐后 2～4 小时又开始出现上腹痛，也需依靠进餐来缓解。约半数患者有午夜上腹部痛，常被痛醒。节律性疼痛大多数持续几周，随即缓解数月，可反复发生。

按摩疗法

【有效经穴】公孙、太白、大都、内庭。

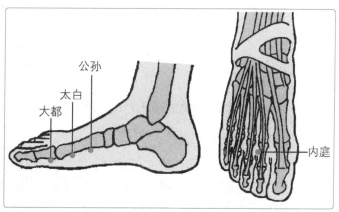

【有效反射区】胃、十二指肠、小肠、腹腔神经丛、胰、颈项、上身淋巴结、下身淋巴结。

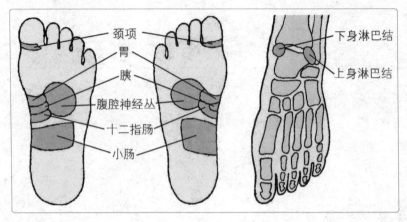

【按摩手法】掐太内庭、公孙、太白、大都穴各 3～5 分钟。按揉胃、十二指肠、小肠、腹腔神经丛、胰、颈项、上身淋巴结、下身淋巴结反射区各 3～5 分钟。每日 1～2 次，每次按摩 40 分钟，10 次为 1 个疗程。

足浴疗法

党参白术汤治胃十二指肠溃疡

【药物组成】党参、白术各 20 克，干姜 15 克。

【制法用法】将以上 3 味药同入锅中，加水适量，煎煮 30 分钟，去渣取汁，与 3000 毫升开水同入足浴桶中，先熏蒸后浸泡，呃逆发作时延长浸泡时间。每次 30 分钟，3 天为 1 个疗程。

【功效主治】补益脾胃，温阳散寒。适用于胃溃疡，证见呃声低沉无力，空腹易发，肢冷无力，苔白舌质淡。

香附木香汤健脾养胃

【药物组成】香附、木香各 15 克。

【制法用法】将上 2 味药物洗净，放入药罐中，加清水适量，浸泡 5～10 分钟，水煎取汁，放入足浴桶中，先熏蒸，待温时足浴，每次 15～30 分钟，每日 2 次，连用 3～5 天。

【功效主治】和胃健脾。适用于胃十二指肠溃疡，证见肝气犯胃所致的胃脘疼痛、反酸、嗳气、呕吐、饮食不节、情志失调、脾虚湿盛等。

贴敷疗法

吴茱萸高良姜糊治胃十二指肠溃疡

【药物组成】吴茱萸、高良姜、五倍子各30克，白胡椒、细辛各15克，砂仁、沉香各20克。

【制法用法】上药共研成细末，取药末10克，加食醋适量，制成薄药饼，敷贴双侧涌泉穴，隔日1次。也可用玉米淀粉混匀，制成胶囊，每粒0.5克，每日3次，每次2粒，口服。

【功效主治】补益脾胃。适用于胃十二指肠溃疡。

蛇舌草徐长卿糊治胃十二指肠溃疡

【药物组成】白花舌蛇草60克，徐长卿30克，川芎20克。

【制法用法】上述3味药共研为细末，每次取10克，加食醋适量，制成薄药饼，分别敷贴在小腿前外侧上巨虚穴。

【功效主治】调和肠胃，通经活络。适用于胃十二指肠溃疡，证见反胃、呕吐、便血。

艾灸疗法

【取穴】足三里、太溪、太冲。

【操作】点燃艾条后，悬于穴位之上，艾火距离皮肤2厘米左右进行熏烤，至局部皮肤发红，每穴灸10分钟，每日1次。

温馨提示

足浴疗法对本病止痛效果佳，但是溃疡穿孔、出血患者，病情危重，应送医院治疗。

进食有规律，细嚼慢咽，忌食刺激性食物，忌烟酒。

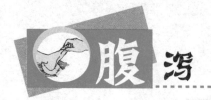 **腹泻**

正常情况下，健康人每天排便 1~2 次，粪便基本成形。如果起病很急，泻下频密如水，每天排便最多时可达 10 次以上，则为急性腹泻。如果发病时间超过 2 个月则为慢性腹泻，病情反反复复，有时可达数月数年之久，迁延不愈。

临床表现

常反复发作，轻者每日 2~5 次，重者每日 20~30 次，粪便性状差异较大，可能出现软便、稀糊便、水样便、黏液样便等，多数伴有里急后重，晨间泄泻及餐后泄泻。腹泻严重者多数伴有腹痛，痛时即泻，泻后疼痛减轻。疼痛性质多数为隐痛或绞痛，疼痛位置多数局限于左下腹或小腹。

按摩疗法

【有效经穴】足三里、内庭、上巨虚、下巨虚、太冲、隐白。

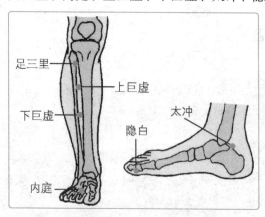

足三里
上巨虚
下巨虚
太冲
隐白
内庭

【有效反射区】腹腔神经丛、肾、输尿管、膀胱、胃、升结肠、乙状结肠、降结肠、上身淋巴结、下身淋巴结、胸腺。

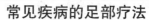

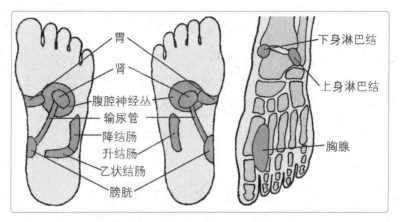

【按摩手法】用中重度手法按揉腹腔神经丛、肾、输尿管、膀胱、胃、升结肠、降结肠、乙状结肠反射区各 100 次，按压上身淋巴结、下身淋巴结、胸腺反射区各 50 次，点按足三里、内庭、上巨虚、下巨虚、太冲、隐白各穴100 次。每日 1~2 次。

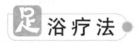浴疗法

车前瓜皮汤治腹泻

【药物组成】车前草 30 克，西瓜皮 1 块。

【制法用法】将上药择净，西瓜皮切细，同放入药罐中，加清水适量，浸泡 5~10 分钟，水煎取汁，放入足浴盆中，先熏蒸，待温时足浴。每次 15~30 分钟，每日 2~3 次，每日 1 剂，连用 3~5 天。

【功效主治】清热止泻。适用于湿热泻，证见泻下急迫，粪色黄褐而臭等。

茜草汤治腹泻

【药物组成】茜草 30~60 克。

【制法用法】将茜草择净，放入药罐中，加清水适量，浸泡 5~10 分钟，水煎取汁，放入足浴盆中，先熏蒸，待温时足浴。每次 15~30 分钟，每日 2~3 次，每日 1 剂，连用 3~5 天。

【功效主治】温中散寒，理气除湿。适用于腹泻清稀，甚至如水样者。

白头翁葛根汤治腹泻

【药物组成】白头翁 30 克，葛根 20 克，大蒜头 50 克。

【制法用法】将以上 3 味药同入锅中，加水适量，煎煮 30 分钟，去渣取汁，与 3000 毫升开水同入足浴桶中，先熏蒸后浸泡。每日 2 次，每次 30 分钟。药液可加热后重复使用。

【功效主治】清肠、化湿、止泻。适用于大肠湿热型慢性腹泻。

荷叶山药方治腹泻

【药物组成】鲜荷叶 300 克（干品 150 克），山药 40 克，山楂 50 克。

【制法用法】将以上 3 味药同入锅中，加水适量，煎煮 30 分钟，去渣取汁，与 3000 毫升开水同入足浴桶中，先熏蒸后浸泡。每日 2 次，每次 30 分钟。药液可加热后重复使用。

【功效主治】清化大肠湿热。适用于脾虚失运型慢性腹泻，对夏季发病者尤为适宜。

贴 敷疗法

大蒜朱砂糊治腹泻

【药物组成】大蒜、朱砂各适量。

【制法用法】将上药捣烂，用油质纱布包裹两层，压成饼状，敷贴肚脐和双侧涌泉穴。每日 1 次。

【功效主治】温中散寒，理气除湿。适用于寒湿泄泻。

明矾面醋糊治腹泻

【药物组成】明矾 50 克，面粉 20 克，米醋适量。

【制法用法】将明矾研为细末，加入米醋、面粉，共调匀成稠糊状，分别敷贴涌泉穴、肚脐、止泻穴，外用纱布覆盖，胶布固定。每日 3～5 次。

【功效主治】健脾利湿，收敛止泻。适用于腹泻，证见久泻不愈，面黄神疲，少气懒言，食欲不振等。

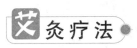 灸疗法

【取穴】下巨虚、解溪、公孙。

【操作】点燃艾条后，悬于穴位之上，艾火距离皮肤 2～3 厘米进行熏烤。每穴灸 20 分钟，每日 1 次。

温馨提示

注意饮食卫生，多饮淡盐水，重者配合药物治疗。

足浴疗法对慢性腹泻和神经官能症性腹泻有良效。

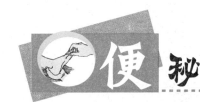 便秘

凡是大便排泄不畅或排便困难者，称为便秘。一般将便秘分为器质性便秘、功能性便秘两种，器质性便秘大多数为疾病或解剖结构异常所致，而功能性便秘则是由生活、情绪、饮食、药物等原因造成。如果长期便秘，很容易导致体形肥胖、色素沉着、痔疮、肛裂、大便出血、结直肠肿瘤等疾病。中医学认为，体内津液失于滋润、气机行化不畅、气虚推动无力是导致大肠传导功能失常，引发便秘的主要原因。

临床表现

常见症状是排便次数明显减少，3 天或更长时间 1 次，排便无规律，粪质干硬，常伴有排便困难。

按摩疗法

【有效经穴】三阴交、照海、内庭、大敦、足三里。

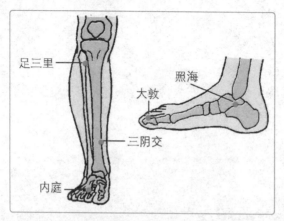

【有效反射区】腹腔神经丛、肾、输尿管、膀胱、胃、十二指肠、小肠、大肠、直肠及肛门、尾骨内侧、腰椎、骶骨。

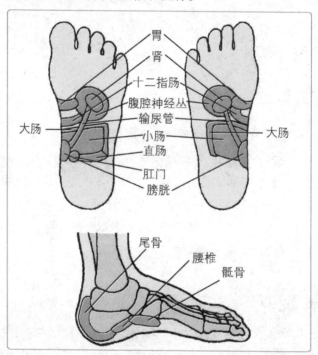

【按摩手法】按揉三阴交、照海、内庭、大敦、足三里各穴100次。依次按揉腹腔神经丛、肾、输尿管、膀胱各反射区100次，推按胃、十二指肠、小肠、大肠、直肠及肛门、尾骨内侧、腰椎、骶骨反射区各100次，按摩时，以局部有得气感为度。每日1次，10天为1个疗程。

足浴疗法

杏仁火麻子仁汤治便秘

【药物组成】杏仁30克，火麻子仁40克，桑叶50克。

【制法用法】将上药放入锅中，加水适量，煎煮30分钟，去渣取汁，与3000毫升开水一同倒入足浴桶中，先熏蒸后浸泡，并配合足底按摩。每天1次，每次30~40分钟，15天为1个疗程。

【功效主治】润肠、清热、通便。适用于习惯性便秘。

大黄芒硝皂角汤治便秘

【药物组成】大黄、芒硝、皂角各15克。

【制法用法】将上药择净，同放入药罐中，加清水适量，浸泡5~10分钟，水煎取汁，放入足浴盆中，先熏蒸，待温时足浴。每日2次，每次10~30分钟，每日1剂，连用3~5天。

【功效主治】清热、通便。适用于便秘，证见小便短赤，面红心烦等。

火麻子仁汤治便秘

【药物组成】火麻子仁50克，栝楼仁、白醋各30克。

【制法用法】将前2味药放入锅中，加水适量，煎煮30分钟，去渣取汁，与白醋及开水同入足浴桶中，先熏蒸后浸泡，并配合足底按摩。每天1次，每次30~40分钟，15天为1个疗程。

【功效主治】润肠、清热、通便。适用于习惯性便秘。

三子汤下气通便

【药物组成】紫苏子20克，莱菔子、火麻子仁各30克，枳实15克。

【制法用法】将上药放入锅中，加水适量，煎煮30分钟，去渣取汁，与3000毫升开水一同倒入足浴桶中，先熏蒸后浸泡，并配合足底按摩。每天1次，每次30~40分钟，15天为1个疗程。

【功效主治】疏肝、理气、导滞。适用于气滞型便秘，证见欲便难出，便时肛门坠胀不适，伴嗳气胸闷，腹部胀痛等。

贴 敷疗法

黄连散治便秘

【药物组成】黄连5克。

【制法用法】将上药研成细末。取适量用水调成糊状，于睡前贴敷右足涌泉穴，外用纱布包扎，次晨揭去。一般1次即见效。

【功效主治】清热消饮。适用于便秘。

大黄粉糊治小儿便秘

【药物组成】大黄5~10克，醋适量。

【制法用法】将大黄研为细末，用醋调成稀糊状，置于伤湿止痛膏中心，敷贴双侧涌泉穴，10~15小时后去除，一般1次即见效。贴肚脐亦可。

【功效主治】清热消积，导滞通便。适用于小儿便秘。

艾 灸疗法

【取穴】上巨虚、内庭、公孙。

【操作】点燃艾条后，悬于穴位之上，艾火距离皮肤2~3厘米进行熏烤。每穴灸10分钟，每日1次。

温馨提示

多食富含膳食纤维的蔬菜、水果。

每天做3~5次提肛运动。

养成正确的排便习惯，纠正依靠泻药排便的错误做法。

足浴疗法治疗便秘效果较佳，可调整和恢复正常排便功能。

器质性便秘应查找引起便秘的原因，针对病因施治。

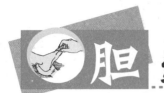胆囊炎、胆石症

胆囊炎、胆石症常引起急性腹痛。胆囊炎可引发胆结石，胆结石又可引发急性胆囊炎，甚至发生胆道急性阻塞。两者常同时存在，互为因果。

临床表现

主要症状为上腹部疼痛。右上腹局限性疼痛，多数为单纯性胆囊炎或胆石症；剑突下疼痛为主，并向背部放射，多数为胆管炎或胆总管结石；右肋缘下疼痛，并向右胸或右背放射，多数为肝内胆管结石；阵发性腹痛，为胆总管十二指肠入口部括约肌痉挛或结石嵌顿。常伴右肩胛区疼痛、反酸、嗳气、恶心呕吐、食欲不振等。

按摩疗法

【有效经穴】阳陵泉、胆囊穴、足三里、太冲。

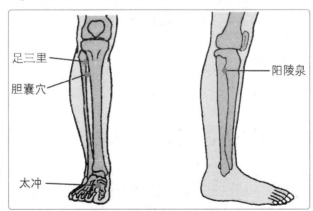

【有效反射区】胃、十二指肠、小肠、脾、胆囊、肝。

117

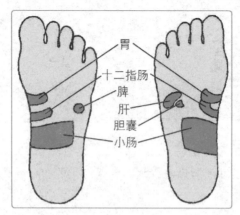

【按摩手法】对于阳陵泉、胆囊、足三里、太冲等穴位可以点、按、揉等手法按摩。胃、十二指肠、小肠反射区的按摩手法为单食指扣拳法，以食指近指间关节顶点施力，由足趾向足跟方向，从轻逐渐到重压刮 3 分钟。脾反射区的按摩手法为单食指扣拳法，直接向下按压 3 分钟即可。胆囊反射区按摩手法为单食指扣拳法，以食指近节指间关节为顶点施力，定点向足跟方向深处顶压或压刮 3~5 分钟。对肝反射区进行按摩时，可采用食指扣拳法，自足趾向足跟外端压刮 3~5 分钟。

足浴疗法

金钱草汤治胆囊炎

【药物组成】金钱草 60 克，郁金 15 克，生大黄 10 克。

【制法用法】将以上 3 味中药放入锅中，加水适量，煎煮 30 分钟，去渣取汁，与 3000 毫升开水同入足浴桶中，先熏蒸后浸泡。每晚 1 次，每次 30 分钟，7 天为 1 个疗程。

【功效主治】清胆排石。适用于单纯性胆囊炎、结石较小的胆石症。

柴胡木香治胆囊炎

【药物组成】柴胡、茵陈各 20 克，木香、芒硝各 15 克，生大黄 10 克。

【制法用法】将以上 4 味中药放入锅中，加水适量，煎煮 30 分钟，去渣取汁，与芒硝及 3000 毫升开水同入足浴桶中，充分搅拌，待芒硝充分溶化后，先熏蒸后浸泡。每晚 1 次，每次 30 分钟，7 天为 1 个疗程。

【功效主治】清胆化湿，行气通便，泻火排石。适用于单纯性胆囊炎、结石较小的胆石症。

金茵虎杖汤治胆石症

【药物组成】金钱草、茵陈、虎杖各30克。

【制法用法】将上药择净，放入药罐中，加清水适量，浸泡5～10分钟，水煎取汁，用消毒棉签蘸药液外搽胆囊疼痛处，每日3次；另将药液放入足浴盆中，先熏蒸，待温时足浴。每日2次，每日1剂，连用7～10天。

【功效主治】清热利湿，疏肝利胆。适用于胆囊炎、胆石症，证见胁肋疼痛，脘腹胀满，口苦黏腻等。

金胆小茴汤治胆石症

【药物组成】金钱草、龙胆草、青皮、陈皮、赤芍、丹皮、川芎各15克，小茴香30克。

【制法用法】将上药择净，放入药罐中，加清水适量，浸泡5～10分钟，水煎取汁，用消毒棉签蘸药液外搽胆囊疼痛处，每日3次；另将药液放入足浴盆中，先熏蒸，待温时足浴。每日2次，每日1剂，连用7～10天。

【功效主治】疏肝理气。适用于胆囊炎、胆石症，证见胁肋疼痛，脘腹胀满等。

贴敷疗法

大黄金钱草方治胆石症

【药物组成】大黄、金钱草各60克，栀子、黄芩、茵陈、郁金各40克，青皮、枳实、乌梅各30克，鲜牛胆1个。

【制法用法】将上药研为细末，加入牛胆汁及食醋适量，调成稠膏，制成直径约2厘米、重约2克的药饼备用。将药饼敷贴上巨虚、阳陵泉、太冲、期门、日月、肝俞、胆俞，两侧穴位交替使用。外用胶布固定，每日1次，14日为1个疗程。

【功效主治】疏肝利胆，适用于胆囊炎、胆石症。

艾灸疗法

【取穴】太冲、丘墟、侠溪、阳陵泉。

【操作】点燃艾条后，悬于穴位之上，艾火距离皮肤 2 厘米左右进行熏烤，至局部皮肤发红，每穴灸 10 分钟，每日 1 次。

温馨提示

足部按摩对于急性胆囊炎有即时止痛效果，若胆囊及胆管有化脓，则应手术治疗。

饮食有节，以清淡食物为主，宜低脂、低胆固醇饮食。

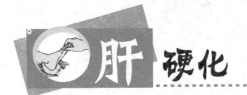 肝硬化

肝硬化是一种常见的慢性、进行性、弥漫性肝病，由一种或多种病因长期、反复作用引起。临床表现为多系统受累，以肝功能损害和门静脉高压为主要表现。肝硬化起病隐匿，病程进展缓慢，可潜伏 3～5 年或 10 年以上，分为肝功能代偿期和肝功能失代偿期。

临床表现

肝功能代偿期症状较轻，常缺乏特异性，以疲倦乏力、食欲减退、消化不良为主。可有恶心、厌油，腹部胀气，上腹不适、隐痛及腹泻，消瘦乏力，精神不振。失代偿期患者极度衰弱，卧床不起，皮肤干枯粗糙，面色灰暗黝黑。常有贫血、舌炎、口角炎、夜盲、多发性神经炎、水肿、消化道出血、贫血等。

按摩疗法

【有效经穴】涌泉、太溪、照海、行间、太冲、足三里、丰隆、太白。

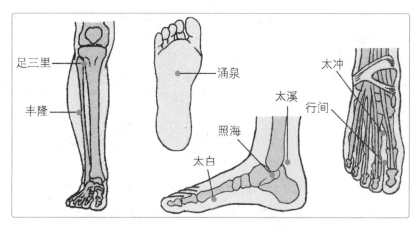

【有效反射区】肾、输尿管、膀胱、肺、肝脏、胆囊、胃、十二指肠、胸椎、腹腔神经丛、甲状旁腺。

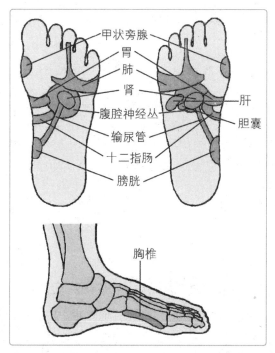

【按摩手法】按揉涌泉、太溪、照海、行间、太冲、足三里、丰隆、太白各30次，力度以局部胀痛为宜。依次点按肾脏、肝脏、膀胱3个反射区各1分钟，按摩力度以局部胀痛为宜。每日2次由足趾向足跟方向推按输尿管反射区1分钟，推按速度以每分钟30~50次为宜。由足内侧向足外侧推按肺反射区1分钟，推按速度以每分钟30~50次为宜。点按胆囊、胃、十二指肠、胸椎、腹腔神经丛、甲状旁腺等反射区，按摩力度以局部胀痛为宜，每日2次。

足浴疗法

甘遂商陆汤治肝硬化

【药物组成】甘遂、商陆各15克，大腹皮20克，生大黄10克。

【制法用法】将以上4味药同入锅中，加水适量，煎煮30分钟，去渣取汁，与3000毫升45℃左右的温水同入足浴桶中，浸泡双足30分钟。每晚1次，15天为1个疗程。

【功效主治】逐水攻下，活血利尿。适用于瘀结水阻型肝硬化腹水，证见腹部胀大，腹水增多，青筋显露，尿少，苔腻，脉弦数有力。

牵牛子大黄方治肝硬化

【药物组成】牵牛子（黑白丑）50克，生大黄20克，冬瓜皮30克，瓢葫芦40克。

【制法用法】将以上4味药同入锅中，加水适量，煎煮30分钟，去渣取汁，与3000毫升45℃左右的温水同入足浴桶中，浸泡双足30分钟。每晚1次，15天为1疗程。

【功效主治】补气活血，利尿。适用于肝硬化腹水，证见青筋显露，尿少，腹部胀大等。

丹参赤芍汤治肝硬化

【药物组成】丹参30克，赤芍20克，地鳖虫10克，九香虫15克。

【制法用法】将以上4味药同入锅中，加水适量，煎煮30分钟，去渣取汁，与3000毫升45℃左右的温水同入足浴桶中，浸泡双足30分钟。每晚1次，15天为1个疗程。

【功效主治】行气活血，化瘀止痛。适用于气滞血瘀型肝硬化，证见胁痛如刺，腹部胀大，青筋显露，面色晦黑，面部多血丝，肝脾肿大质硬，唇舌青紫，脉细。

六月雪丹参汤治肝硬化腹水

【药物组成】六月雪100克，丹参30克，车前草50克，生大黄10克。

【制法用法】将以上4味药同入锅中，加水适量，煎煮30分钟，去渣取汁，与3000毫升45℃左右的温水同入足浴桶中，浸泡双足30分钟。每晚1次，15天为1个疗程。

【功效主治】行气利水。主要用于治疗肝硬化腹水，常有食欲不振或伴有恶心，呕吐，腹胀，腹泻等症状。

贴敷疗法

甘消逐水方治肝硬化腹水

【药物组成】甘遂末15克，芒硝30克。

【制法用法】将上药研成细末，混合均匀备用。取药末5克填入脐孔，外用胶布固定。每日1次。

【功效主治】逐水攻坚。适用于肝硬化腹水。

艾灸疗法

【取穴】太冲、足临泣、丘墟。

【操作】点燃艾条后，悬于穴位之上，艾火距离皮肤2厘米左右进行熏烤，至局部皮肤发红，每穴灸10分钟，每日1次。

温馨提示

肝硬化代偿期患者应食用高热量、高蛋白质、维生素丰富、易消化的食物。

足浴疗法可减轻发病症状。

肝硬化代偿期患者应注意劳逸结合，多休息。

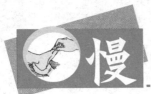三、泌尿生殖系统疾病

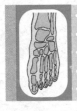慢 **性肾小球肾炎**

慢性肾小球肾炎是由各种病因引起的不同病理类型的双侧肾小球弥漫性或局灶性改变，具有起病隐匿、病程冗长、病情进展缓慢等特点。

中医学认为，外邪侵袭、湿热内蕴、肾失开合，终致膀胱气化无权，三焦水道失畅，水液停聚，泛滥肌肤而成本病。

临床表现

眼睑、腿、脚水肿，浑身无力，易疲劳，有蛋白尿或血尿、头痛、头晕、腰痛酸软、高血压等。

按摩疗法

【有效经穴】三阴交、太溪、阴陵泉、足三里、内庭、涌泉。

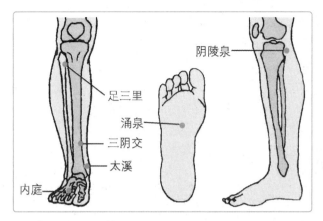

阴陵泉

足三里

涌泉

三阴交

太溪

内庭

【有效反射区】大脑、垂体、甲状腺、肾、肾上腺、脾、输尿管、小肠、膀胱、生殖腺、腹腔神经丛。

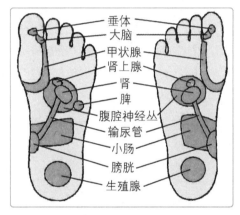

垂体
大脑
甲状腺
肾上腺
肾
脾
腹腔神经丛
输尿管
小肠
膀胱
生殖腺

【按摩手法】点按三阴交、太溪、阴陵泉、足三里、内庭穴各 30～50 次，以局部胀痛为宜；单食指扣拳按揉涌泉穴 50～100 次。按揉肾、肾上腺、膀胱、脾、生殖腺、大脑、垂体反射区各 50～100 次，力度稍重；输尿管反射区由上向下、由内向外推压 50～100 次，力度适中；小肠、腹腔神经丛、甲状腺反射区各推压 30～50 次；在足底敲打 50～100 次，力度适中。

足浴疗法

柳枝汤治肾炎水肿

【药物组成】鲜柳枝适量。

【制法用法】将鲜柳枝切段，放入锅中，加清水适量，浸泡 5～10 分钟，水煎取汁，倒入足浴桶内，先熏蒸会阴部，待温度适宜时足浴。每日 2 ~ 3 次，每日 1 剂，每次 10 ~ 30 分钟，连用 2 ~ 3 天。

【功效主治】祛风利湿。适用于肾炎水肿、尿少者。

双叶当归水治肾炎

【药物组成】桑叶、竹叶、当归、菊花、益母草各 150 克。

【制法用法】将上药放入锅中，加清水适量，浸泡 5 ~ 10 分钟，文火水煎 2 次，去渣取汁，放入足浴盆中，加适量温水足浴，每日 2 次，每日 1 剂，连用 7 ~ 10 天。

【功效主治】消肿止痛，抗感染。主要用于治疗肾炎，证见水肿，少尿无尿，面部水肿。

葱茎汤治肾炎初起

【药物组成】葱叶及茎适量。

【制法用法】将葱叶及茎洗净，切细，放入药罐中，加清水适量，水煎取汁，放入足浴盆中，待温度适宜时足浴。每次 10 ~ 15 分钟，每日 3 ~ 5 次，连用 7 ~ 10 天。

【功效主治】解表、发汗、利水。适用于肾炎初起，证见眼睑水肿，小便短少。

桑叶竹叶汤治慢性肾炎

【药物组成】桑叶、竹叶、当归、菊花、益母草各 100 克。

【制法用法】将上药择净，放入药罐中，加清水适量，浸泡 5 ~ 10 分钟，文火水煎 2 次，去渣取汁，放入足浴盆中，加温水适量足浴。每日 2 次，每日 1 剂，连用 7 ~ 10 天。

【功效主治】清热通淋。适用于慢性肾炎，证见血压升高、水肿、小便短少、视物不清等。

贴敷疗法

蓖麻薤白糊治慢性肾炎

【药物组成】蓖麻子 30~40 克，薤白 3~5 个。

【制法用法】将蓖麻子、薤白共捣如泥状，敷贴双足涌泉穴，外用纱布包扎，胶布固定。每日 1 次，至消肿为度。

【功效主治】利湿消肿。适用于慢性肾小球肾炎。

肾康散治慢性肾炎

【药物组成】丁香、土鳖虫、肉桂、大黄各 10 克，黄芪、黄精各 30 克，甘遂 8 克，穿山甲 15 克。

【制法用法】将上药共研成细末，和匀，储瓶备用。用时取药粉适量，用生姜汁、大蒜汁适量调成糊状，敷贴肾俞、涌泉、神阙穴，外贴麝香壮骨膏固定。每晚睡时敷，晨起去除。1 个月为 1 个疗程，间隔 1 周，进行第二疗程，一般治疗 3 个疗程。

【功效主治】益气温阳，利湿泄浊。适用于慢性肾小球肾炎。

艾灸疗法

【取穴】肾上腺、肾、输尿管、膀胱等穴区，以及足三里、阴陵泉、三阴交、复溜、涌泉等穴。

【操作】艾条点燃，采用悬灸法，每穴灸 5~10 分钟，每日 1 次，严重者每日 2 次。

温馨提示

宜卧床休养，避免风寒及劳累，积极治疗慢性咽喉炎、扁桃体炎、中耳炎等，以减少肾炎诱发因素。

饮食宜清淡，少食盐，勿过咸，或食用无盐食品。戒绝烟酒。

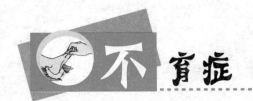不育症

不育症分为性功能正常性不育症、性功能障碍性不育症。前者又分为无精子症、少精子症、精子数正常性不育症、精子无力症；后者分为心理性、神经性、血管性、内分泌性、药物性和糖尿病性。简单地说，就是精子产生、输送、射精、受精的任何一个环节出现问题都可导致不育症。

临床表现

❶ 精子产生障碍。原因有睾丸发育不全、隐睾、腮腺炎合并睾丸炎、外伤性睾丸萎缩、精索静脉曲张、维生素 A 或维生素 E 缺乏、严重慢性病、内分泌紊乱（糖尿病、甲亢、肥胖症）、长期受辐射或高温的影响、自身产生精子抗体、抗癌药物等。

❷ 精子输送障碍。主要原因是先天性输精管缺陷如附睾、输精管、精囊、前列腺疾病等。

❸ 精液不能进入阴道。原因有先天性外生殖器畸形（如两性畸形、尿道上裂或下裂）炎症、阴茎阴囊橡皮肿、性功能障碍、阳痿、不射精或逆行射精。

❹ 精液不液化、产生抗精子抗体等。

按摩疗法

【有效经穴】涌泉、太溪、然谷、太冲、三阴交、足三里。

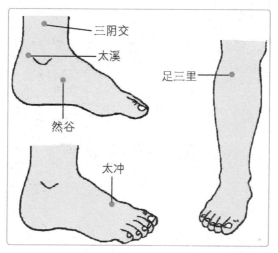

【有效反射区】肾、肾上腺、脾、生殖腺 1、生殖腺 2、输尿管、膀胱、肺、垂体、心、肝、胃、前列腺、脊椎。

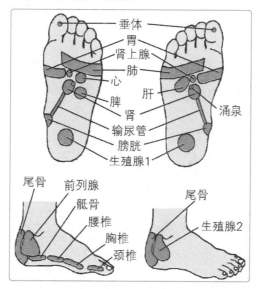

【按摩手法】按揉涌泉、太溪、然谷、太冲、三阴交、足三里各 50 次，按摩力度以局部胀痛为宜。依次点按肾、肾上腺、脾、生殖腺 1、生殖腺 2、膀胱反射区各 100 次。由足趾向足跟方向推按输尿管反射区 100 次，推按频率以每分钟 30 ~ 50 次为宜。由足内侧向足外侧推按肺反射区 50 次。点按垂体、心、肝、胃、前列腺反射区各 100 次。向足跟方向依次推按颈椎、胸椎、腰椎、骶骨、内尾骨、外尾骨反射区 30 遍，各反射区连起来推按 1 次为 1 遍。

129

重复推按脚底反射区，结束治疗。

足部按摩每天 1 次，3 个月为 1 个疗程。有生殖器官先天性疾病或异常者，应先施行手术和相应的治疗，再进行足部按摩。

足浴疗法

归参花草汤治少精症

【药物组成】当归、苦参、蛇床子、知母、黄柏各 20 克，红花、甘草各 10 克。

【制法用法】将上药择净，放入药罐中，加清水适量，浸泡 5～10 分钟，水煎取汁，放入足浴盆中，先熏蒸后浸洗会阴部，待温度适宜时足浴。每晚 1 次，每次 30 分钟，每日 1 剂，10 天为 1 个疗程，连用 7～10 个疗程。

【功效主治】清热利湿，活血补肾。适用于少精症，证见口苦、口渴、小便短赤、大便秘结。

温阳生精汤治少精症

【药物组成】肉桂（炮）、附子、白芷各 9 克，淫羊藿、透骨草、大青盐各 10 克，牡丹皮 5 克，赤芍 6 克。

【制法用法】将上药择净，放入药罐中，加清水适量，浸泡 5～10 分钟，水煎取汁，放入足浴盆中，加入大青盐溶化，先熏蒸后浸洗会阴部，同时用毛巾蘸药液湿敷肚脐（神阙穴），待温度适宜时足浴。每晚 1 次，每次 30 分钟，每日 1 剂，10 天为 1 个疗程，连用 7～10 个疗程。

【功效主治】温阳补肾，活血通络。适用于少精症，证见头晕耳鸣、腰膝酸软等。

杜仲强阳汤治少精症

【药物组成】杜仲 50 克，桑寄生、枸杞子、锁阳、桂枝各 30 克。

【制法用法】将上药放入药罐中，加清水适量，浸泡 5～10 分钟，水煎取汁，加适量温水足浴。每晚 1 次，每日 1 剂。

【功效主治】温补肾阳，填充精血。适用于少精症，证见阳痿、腰膝酸软，下肢无力、神疲自汗等。

五子衍宗一条羌治不育症

【药物组成】菟丝子、枸杞子、覆盆子、五味子、车前子各10克，羌活6克。

【制法用法】将上药放入药罐中，加适量清水，煎煮30分钟，去渣取汁足浴。每日1次，每次30分钟。

【功效主治】补肾固精，温阳赞育。适用于肾虚型不育症，证见遗精、阳痿、早泄、小便淋沥不尽。

贴敷疗法

桑蛸远志糊治不育症

【药物组成】桑螵蛸、远志、龙骨、当归、茯苓、党参各30克，龟板20克，香油、黄丹、食醋各适量。

【制法用法】将前7味药共研成细末，装瓶备用，每次取药末适量，加香油、黄丹各适量，用食醋调成稀糊状，敷贴双侧涌泉穴。每日1次，7日为1个疗程。

【功效主治】补调心肾，固精止遗。适用于不育症，证见遗精、滑精、遗尿、尿频、心神恍惚、健忘等。

艾灸疗法

【取穴】阴陵泉、三阴交、太溪、足三里、行间、涌泉等穴。

【操作】采用艾条悬灸，艾火距离穴位约2厘米，每穴灸15～20分钟，每天1次，疗程1～2个月。

温馨提示

应适当节制性生活，以保证精液的质量和精子的活力。

注意饮食起居，戒绝烟酒，积极锻炼身体。

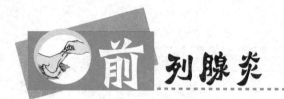 前列腺炎

前列腺炎是男性泌尿系统常见病，临床表现为会阴部坠胀疼痛，尿道口常有前列腺液溢出。以中、青年男性多见，有急性、慢性之分。

临床表现

临床表现为尿频、尿急，排尿时有疼痛或尿道烧灼感，小腹部、会阴部不适，有重坠和饱胀感。严重者甚至会出现终末血尿、排尿困难尿潴留等。

按摩疗法

【有效经穴】涌泉、太冲、太溪、三阴交、阴陵泉。

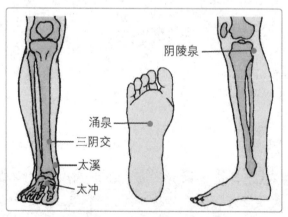

阴陵泉

涌泉
三阴交
太溪
太冲

【有效反射区】肾、肾上腺、输尿管、膀胱、垂体、甲状腺、甲状旁腺、腹腔神经丛、生殖腺、前列腺、尿道、上身淋巴结、下身淋巴结、心、肝、胆囊、脾、胃、胰、十二指肠、小肠、下腹部。

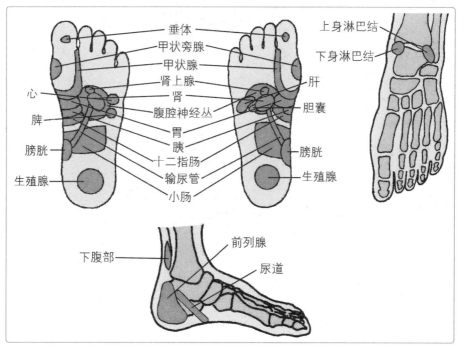

【按摩手法】用重度手法按揉涌泉、太冲、太溪、阴陵泉、三阴交穴各100 次。按摩时，速度要均匀，力度要适中，以局部有酸胀、麻痛感为度。用中重度手法依次点按肾、肾上腺、膀胱、垂体、甲状腺、甲状旁腺、腹腔神经丛反射区各 100 次，按压生殖腺、输尿管、前列腺、尿道、上身淋巴结、下身淋巴结、心、肝、胆囊、脾、胃、胰、十二指肠、小肠、下腹部反射区各 50 次；每日 1 次，10 天为 1 个疗程。

足浴疗法

车前子方治急性前列腺炎

【药物组成】车前子 20 克，车前草 50 克，熟大黄 15 克，石菖蒲 30 克。

【制法用法】将上药入锅加水适量，煎煮 30 分钟，去渣取汁，取 1/3 药液，加适量温水，坐浴，另取 2/3 药液与 2000 毫升温水同入足浴桶中，浸泡双足 30 分钟。每晚 1 次，每次 30 分钟，7 天为 1 个疗程。

【功效主治】清热利湿，利水通淋。适用于急性前列腺炎。

胆草苦参治前列腺炎

【药物组成】龙胆草 10 克，苦参、白鲜皮、川柏、蛇床子各 15 克。

【制法用法】将上药择净，放入药罐中，加清水适量，水煎取汁，放入足浴盆中，先熏后洗，待温时坐浴，然后足浴。每日 1 剂，10 天为 1 个疗程，连用 2~3 个疗程。

【功效主治】清热燥湿。适用于前列腺炎，证见尿频、尿急，尿道灼热刺痛。

败酱草汤治前列腺炎

【药物组成】败酱草 50 克，泽兰 30 克，赤芍、桃仁各 20 克，白芷 15 克。

【制法用法】将上药入锅，加水适量，煎煮 30 分钟，去渣取汁，取 1/3 药液，加适量温水，坐浴，另取 2/3 药液与 2000 毫升温水同入足浴桶中，浸泡双足 30 分钟。每晚 1 次，每次 30 分钟，7 天为 1 个疗程。

【功效主治】活血化瘀，清热解毒。适用于前列腺炎。

香韭汤治前列腺炎

【药物组成】香菜（芫荽）、韭菜各 100 克。

【制法用法】将香菜、韭菜洗净，切细，放入药罐中，加清水适量，水煎取汁，放入足浴盆中，先熏后洗，待温时坐浴，然后足浴。每日 1 剂，10 天为 1 个疗程，连用 2~3 个疗程。

【功效主治】温阳补肾，化瘀利湿。适用于前列腺炎，证见小便频数，余沥不尽，腰膝酸软，阳痿梦遗等。

贴 敷 疗 法

水仙头方治前列腺炎

【药物组成】水仙头 1 个，大麻子 30 粒。

【制法用法】将大麻子去壳，与水仙头共捣烂如泥糊状，备用。用时取药糊外敷于双足涌泉穴，上盖纱布，外用胶布固定。每日换药 1 次，连用 5～7 天。

【功效主治】通络利湿。适用于前列腺炎、前列腺肥大。

艾灸疗法

【取穴】太溪、太白、公孙等穴。

【操作】点燃艾条，采用悬灸法，每穴灸 5～10 分钟，每天 1 次，严重者每天可灸 2 次。

温馨提示

性生活要有规律，不可过频；忌食刺激性食物。

足部疗法对慢性前列腺炎有良效，急性前列腺炎应配合中西药物治疗。

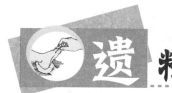

遗精是指不因性交而精液自行泄出的病症，有梦遗和滑精之分。夜晚有梦而遗者称为梦遗；无梦而遗，甚至清醒时精液自行滑出者称为滑精。可见于包茎、包皮过长、尿道炎、前列腺疾病等。梦遗、滑精是遗精轻重程度不同的两种症候。遗精是青春期后男性常见生理现象。成年未婚男子或婚后夫妻分居者，每月遗精 2～3 次，属于正常生理现象。若遗精次数较频，同时伴有遗精后精神萎靡、头晕头昏、失眠多梦、面色无华、腰膝酸软、四肢乏力等现象，则为病理性遗精。

临床表现

梦遗者多梦，阳事易举，遗精有一夜数次或数夜一次，兼见早泄、头晕、心烦、腰酸、耳鸣等症状。滑精者白天清醒时亦出现精液自出，甚至见色精流、滑泄频数、腰部酸冷、面色苍白、神疲乏力、自汗气短等。

按摩疗法

【有效经穴】三阴交、涌泉、太溪、太冲、足三里。

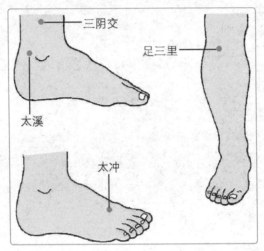

三阴交

足三里

太溪

太冲

【有效反射区】肾、心、输尿管、膀胱、肺、大脑、垂体、肾上腺、生殖腺、前列腺、阴茎、甲状腺。

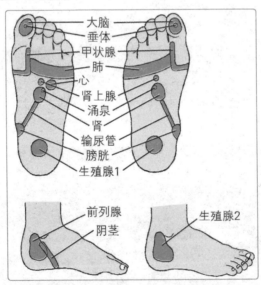

大脑
垂体
甲状腺
肺
心
肾上腺
涌泉
肾
输尿管
膀胱
生殖腺1

前列腺
阴茎
生殖腺2

【按摩手法】按揉三阴交、涌泉、太溪、太冲、足三里各50次，按摩力度以局部胀痛为宜。依次点按肾、心、膀胱反射区各100次。由足趾向足跟方向推按输尿管反射区100次，推按频率以每分钟30～50次为宜。由足内侧向足外侧推按肺反射区 50 次。点按大脑、垂体、肾上腺、生殖腺 1、生殖腺 2、前列腺、阴茎反射区各 100 次。由足跟向足趾方向推按甲状腺反射区 50 次。重复前三个步骤，次数减半，结束治疗。

足部按摩每天 1 次，10 次为 1 个疗程，持续 3~4 个疗程。症状明显好转后，可逐渐改为隔天 1 次，再坚持 1~2 个月，以巩固疗效。

 足浴疗法

龙骨牡蛎方治遗精

【药物组成】生龙骨、乌贼骨各 50 克，生牡蛎 100 克，莲须 20 克，白芷 10 克。

【制法用法】将上药同入锅中，加水适量，煎煮 30 分钟，去渣取汁。待药液温度降至 30℃时，倒入足浴桶中，浸泡双足 30 分钟。每晚 1 次，15 天为 1 个疗程。

【功效主治】补肾止遗。适用于遗精。

马齿苋车前草方治遗精

【药物组成】马齿苋 200 克，车前草、蒲公英各 100 克。

【制法用法】将上药同入锅中，加水适量，煎煮 30 分钟，去渣取汁。待药液温度降至 30℃时，倒入足浴桶中，浸泡双足 30 分钟。每晚 1 次，15 天为 1 个疗程。

【功效主治】清热利湿。适用于湿热下注型遗精，证见遗精频数，小便混浊，阴茎痒痛，口苦苔腻。

苦瓜芦根方治遗精

【药物组成】鲜苦瓜 200 克，鲜芦根 250 克，薏苡仁 50 克，玉米须 100 克。

【制法用法】将上药物同入锅中，加水适量，煎煮 30 分钟，去渣取汁。待药液温度降至 30℃时，倒入足浴桶中，浸泡双足 30 分钟。每晚 1 次，15 天为 1 个疗程。

【功效主治】清热利湿。适用于湿热下注型遗精，证见遗精频数，小便混浊，阴茎痒痛，口苦苔腻。

连桂知柏汤治遗精

【药物组成】黄连、肉桂各6克，知母、黄柏、五倍子、菟丝子各12克，仙鹤草、牡蛎（煅）、龙骨（煅）各30克。

【制法用法】将上药择净，同放药罐中，加清水适量，浸泡5~10分钟，水煎取汁，将药汁放入足浴盆中，趁热熏洗会阴部及阴茎、阴囊，每日2次。临睡前取药液加适量温水，浸洗两足，每晚1次，2日1剂，连用7~10剂。

【功效主治】养阴清热。适用于遗精，证见口苦、口渴、小便短赤、大便秘结。

贴 敷疗法

龙牡固精糊治遗精

【药物组成】龙骨、牡蛎、芡实、沙苑子各30克，补骨脂、五味子、龟板各20克，菟丝子15克，米醋适量。

【制法用法】将前8味药共研成细末，加米醋适量，调为稀糊状，外敷于双足涌泉穴。每日1次，7日为1个疗程。

【功效主治】补肾固精。适用于遗精，证见早泄、腰酸耳鸣、倦怠乏力等。

二子膏治遗精

【药物组成】菟丝子、韭菜子、白茯苓、龙骨各等份，香油、黄丹各适量。

【制法用法】将前4味药共研成细末，先用香油熬，再加黄丹收膏，每次用时取适量外敷于双足涌泉穴。每日1次，7日为1个疗程。

【功效主治】收敛固涩。适用于肾虚遗精。

艾灸疗法

【取穴】足三里、三阴交、太溪、涌泉。

【操作】点燃艾条后，悬于穴位之上，艾火距离皮肤 1~2 厘米进行熏烤，患者不能忍受时稍移开 3~5 秒，待疼痛消失再次熏烤。每穴灸 10 分钟，使局部明显发红为度，每日 1 次。

温馨提示

睡眠采用侧卧位，内裤不宜过紧，适当安排工作和学习，参加各种健康的文体活动，力戒手淫等不良习惯。

忌食辛辣刺激食物，戒烟酒及咖啡。

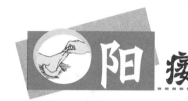

阳痿

阳痿是临床常见性功能障碍，是指阴茎不能勃起，或者勃起不坚，或者勃起不能维持，以致不能完成性交。分为心理性阳痿、器质性阳痿两类，大多数为心理性。

临床表现

阳痿患者常伴有头晕目眩、心烦神疲、面色萎黄、夜寐多梦、食欲不佳、腰酸耳鸣等症状。

按摩疗法

【有效经穴】三阴交、涌泉、太溪、太冲、阴陵泉、足三里。

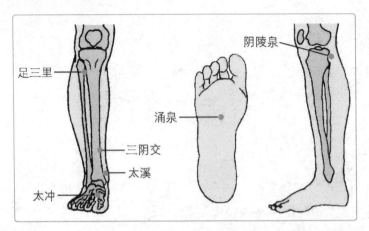

【有效反射区】肾、肾上腺、输尿管、膀胱、腹腔神经丛、垂体、生殖腺、尿道、心、肝、肺及支气管、脾、胃、腹股沟、脊椎。

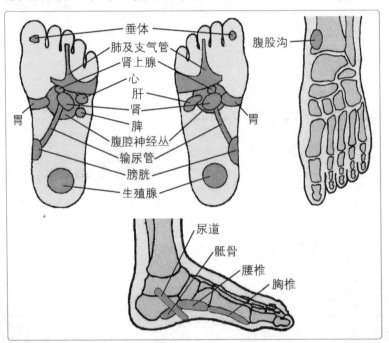

【按摩手法】按揉三阴交、涌泉、太溪、太冲、阴陵泉、足三里穴各100次。用中重度手法依次点按肾、肾上腺、膀胱、腹腔神经丛、垂体、生殖腺、尿道反射区各100次，推按输尿管、肺及支气管反射区各50次，按压心、肝、脾、胃、腹股沟、脊椎反射区各100次。按摩时，速度要均匀，力度要适中，以局部有酸胀、麻痛感为度。每日1次，10天为1个疗程。

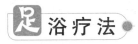 浴疗法

锁阳补骨脂汤治阳痿

【药物组成】锁阳、胡椒各20克，补骨脂、韭菜子各30克。

【制法用法】将上药同入锅中，加水适量，煎煮30分钟，去渣取汁，倒入足浴桶中，浸泡双足30分钟。每晚1次，15天为1个疗程。

【功效主治】温补肾阳。适用于阳痿。

蛇床子五倍子方治阳痿

【药物组成】蛇床子、杜仲各20克，五倍子、远志、巴戟天各15克，丁香3克。

【制法用法】将上药同入锅中，加水适量，煎煮30分钟，去渣取汁，倒入足浴桶中，浸泡双足30分钟。每晚1次，15天为1个疗程。

【功效主治】温阳起痿。适用于阳痿。

二子二仙汤治阳痿

【药物组成】韭菜子、蛇床子、仙茅、仙灵脾、附片、当归、白芍各10克。

【制法用法】将上药择净，放入药罐中，加入清水适量，浸泡5～10分钟，水煎取汁，放入足浴盆中，趁热熏洗会阴及阴茎、阴囊，待药温后浸泡阴茎，冷后可加热水适量足浴。每次10～30分钟，每日1次，每剂可用2天，连用5～10剂。

【功效主治】温阳补肾。适用于虚证阳痿。

杜仲寄生汤治阳痿

【药物组成】杜仲50克，桑寄生、枸杞子、锁阳、桂枝各30克。

【制法用法】将上药择净，放于药罐中，加入清水适量，浸泡5～10分钟，水煎取汁，放入足浴盆中，待水温适宜时足浴。每晚1次，每剂可用2天，连用5～10剂。

【功效主治】温补肾阳，填充精血。适用于阳痿，证见腰膝酸软，下肢无力，神疲自汗等。

贴 敷疗法

吴萸方治阳痿

【药物组成】吴茱萸200克，白酒适量。

【制法用法】将吴茱萸用白酒拌匀，分为数份，用布包好，蒸热，趁热用药袋热熨脐下、足涌泉穴，冷则更换。每次20~30分钟，每日2次。

【功效主治】温肾助阳。适用于阳痿。

艾 灸疗法

【取穴】肾上腺、肾、膀胱、前列腺、生殖腺等反射区，足三里、三阴交、大敦等穴。

【操作】艾条点燃，采用雀啄灸法，每穴灸15分钟，每天1次或隔天1次，严重者每天可灸2次。

温馨提示

患者应节制性生活，戒绝手淫。要起居有节，劳逸结合，心情舒畅，加强营养。

消除紧张心理有助于治疗。

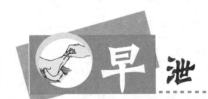 早泄

早泄是指射精发生在阴茎进入阴道之前，或正当进入阴道时，或进入阴道后不久。至于阴茎进入阴道后多长时间射精才不算早泄，说法很多，尚无确切统一的标准。平时因环境、精神、身体等原因偶然发生几次早泄，大多数属心理性早泄，不一定是病理性早泄。中医学认为，早泄与阳痿关系密切，常常将二者相提并论，本病多由肾虚不藏、精关不固而致。

【临】床表现 ●

阴茎插入阴道前立即出现射精，或在进入阴道后不久即射精。

【按】摩疗法 ●

【有效经穴】涌泉、太溪、然谷、昆仑。

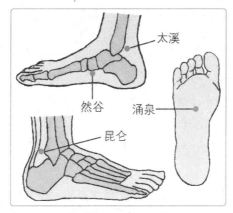

【有效反射区】肾、输尿管、膀胱、腹腔神经丛、生殖腺、肾上腺、睾丸、前列腺、下腹部、上身淋巴结、下身淋巴结、胸腺、大脑、小脑。

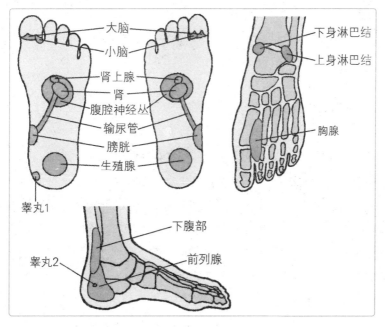

143

【按摩手法】揉按涌泉、太溪、然谷、昆仑穴各3分钟。揉按肾、生殖腺、肾上腺、前列腺反射区各5分钟。揉搓胸腺、上身淋巴结、下身淋巴结、输尿管、膀胱、腹腔神经丛、睾丸、下腹部、大脑、小脑反射区各3~5分钟。每日2次。

足浴疗法

菟丝子莲须方治早泄

【药物组成】菟丝子、莲须各30克,远志20克,精盐2克。

【制法用法】将前3味药同入锅中,加水适量,煎煮30分钟,去渣取汁,调入精盐。待温后取1/3药汁加适量水,清洗阴茎,另取2/3药汁加适量水,倒入足浴桶中,浸泡双足30分钟。每晚1次,15天为1个疗程。

【功效主治】补肾收敛,宁心安神。适用于早泄,证见乏力、腰酸、失眠。

公丁香汤治早泄

【药物组成】熟地黄、泽泻、杜仲、防风、巴戟天、公丁香各15克。

【制法用法】将上药择净,放入药罐中,加入清水适量,浸泡5~10分钟,水煎取汁,放入足浴盆中,熏洗阴茎头,待温度降至40℃左右时,再浸泡阴茎5~10分钟,冷后可加热水适量足浴。每晚1次,每次1剂,15~20天为1个疗程,连用1~2个疗程。

【功效主治】温阳止泻。适用于早泄。

蛇床子二皮汤治早泄

【药物组成】蛇床子、地骨皮、石榴皮各10克。

【制法用法】将上药择净,放入药罐中,加入清水适量,浸泡5~10分钟,水煎取汁,放入足浴盆中,熏洗阴茎头,待温度降至40℃左右时,再浸泡阴茎头5~10分钟,冷后可加热水适量足浴。每晚1次,每次1剂,15~20天为1个疗程,连用1~2个疗程。

【功效主治】温阳止泄。适用于早泄。

金樱子汤治早泄

【药物组成】金樱子、乌贼骨各50克，覆盆子、桑螵蛸各30克。

【制法用法】将以上4味药研成粉末，同入锅中，加水适量，煎煮30分钟，去渣取汁。待药汁温度适宜后，先取1/3加适量水，清洗阴茎，另取2/3加适量水，倒入足浴桶中，浸泡双足30分钟。每晚1次，15天为1个疗程。

【功效主治】补肾涩精。适用于早泄，证见精神萎靡、腰膝酸软。

贴 敷疗法

药袋敷方治早泄

【药物组成】芡实20克，生牡蛎、白蒺藜各15克，金樱子、莲子、益智仁各10克。

【制法用法】将上药研成细末，装于布袋中，缝合。取药袋敷贴于肚脐、小腹或丹田穴，并系带固定。2周为1个疗程，连用2~3个疗程。

【功效主治】补肾益气，收敛止泄。适用于早泄。

艾 灸疗法

【取穴】足三里、三阴交、阴陵泉、照海、太冲等穴。

【操作】点燃艾灸，采用悬灸法，每穴灸10~15分钟，每天1次，严重者每天可灸2次。

温馨提示

应清心寡欲，摒弃杂念，惜精养神，加强身体锻炼。

忌食辛辣刺激食物，戒烟酒及咖啡。

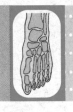

四、心脑血管疾病

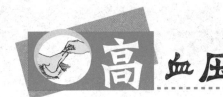高**血压**

高血压是一种以动脉血压持续升高为主要表现的慢性病，一般收缩压大于 140 毫米汞柱，舒张压大于 90 毫米汞柱，常引起心、脑、肾等重要器官病变，并出现相应的后果。

临床表现

高血压多发生在中年以上人群，早期无明显症状，随着病情的发展，可出现头晕头痛、耳鸣眼花、心烦心悸、失眠等，甚至出现肢体麻木。晚期会并发心、脑、肾病变。

按摩疗法

【有效经穴】足三里、三阴交、太冲、太溪、行间、照海、足临泣、丰隆、太白。

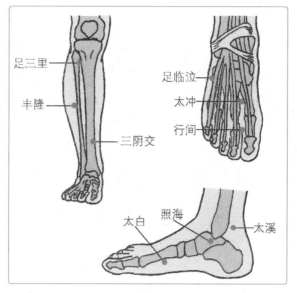

【有效反射区】肾、肾上腺、输尿管、膀胱、大脑、垂体、颈项、心、肝、甲状腺、降压点、腹腔神经丛、内耳迷路。

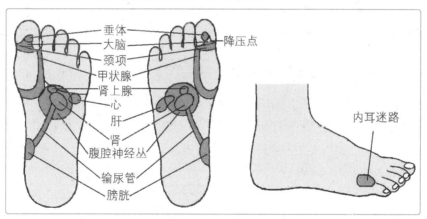

【按摩手法】按揉足三里、三阴交、太冲、太溪、行间、照海、降压点、足临泣、丰隆、太白穴各 2 分钟；以轻度手法依次点按肾、肾上腺、膀胱、大脑、垂体、颈项反射区各 1～2 分钟，以中重度手法按压心、肝、甲状腺、降压点、腹腔神经丛、内耳迷路反射区各 2 分钟，推按输尿管反射区 1～2 分钟以局部酸胀、麻痛感为度。每日 1 次，10 天为 1 个疗程。

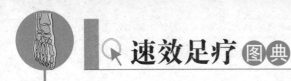

足浴疗法

夏枯草方治高血压

【药物组成】夏枯草30克，钩藤、菊花各20克，桑叶15克。

【制法用法】将上药加水2500毫升，煮沸后再煎20分钟，去渣取汁，将药液倒入足浴桶内，浸泡两足30分钟，每日1~2次。

【功效主治】平肝潜阳、降低血压。适用于高血压。

钩藤玉米须汤治高血压

【药物组成】钩藤30克，玉米须150克。

【制法用法】将以上2味药放入锅中，加水适量，煎煮30分钟，去渣取汁，与开水同入足浴桶中，先熏蒸，后浸泡双足，并配合足底按摩。每天1次，每次30~40分钟，20天为1个疗程。

【功效主治】平肝息风，利湿降压。适用于肝阳上亢型高血压、痰湿型高血压。

吴茱萸汤治高血压

【药物组成】吴茱萸、桃仁、丹参、夏枯草、川牛膝各15克。

【制法用法】将上药择净，放入药罐中，加入清水适量，浸泡5~10分钟，水煎取汁，倒入足浴盆中，待温时足浴。每日2次，每次10~15分钟，每日1剂，连用7~10天。

【功效主治】活血通络，导热降压。适用于高血压，证见眩晕、耳鸣、头痛等。

菊花桑叶汤治高血压

【药物组成】菊花、桑叶各10克。

【制法用法】将上药择净，放入药罐中，加入清水适量，浸泡5~10分钟，水煎取汁，倒入足浴盆中，待温时足浴。每日1~2次，每次10~15分钟，每日1剂，连用7~10天。

【功效主治】平肝潜阳，清热安神。适用于高血压，证见头昏眼花、肢体麻木、水肿心悸、失眠多梦、小便短少等。

贴敷疗法

吴茱萸糊治高血压

【药物组成】吴茱萸、生附子各等份，米醋适量。

【制法用法】将上药共研成细末，用米醋调为糊状，外敷双足涌泉穴，外用纱布包裹固定。每日1次，连用3日。

【功效主治】引热下行。适用于高血压。

附子生地糊治高血压

【药物组成】盐附子、生地黄各30克。

【制法用法】将上药共捣烂如糊状，外敷于双足涌泉穴，外用纱布包裹固定，每晚1次。

【功效主治】养阴清热通络。适用于高血压，证见腿脚麻木。

艾灸疗法

【取穴】解溪、太冲、涌泉。

【操作】点燃艾条后，悬于穴位之上，艾火距离皮肤2厘米左右进行熏烤，中重度刺激，至局部皮肤发红，每穴灸10分钟，每日1次。

温馨提示

养成良好的生活习惯，戒烟酒。

饮食宜清淡，尤其要减少盐的摄入量。

足部疗法对防治高血压有较好的效果，但对急性型高血压、Ⅲ期高血压仅有辅助治疗作用，必要时应配合中西药物治疗。

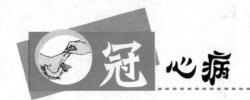冠心病

冠心病是指由于冠状动脉管壁粥样斑块形成，导致管壁增厚、变硬，失去弹性，以及管腔变窄或阻塞，导致心肌缺血、缺氧，或心肌梗死。可引起心绞痛、心肌梗死、心律失常、心力衰竭、心脏扩大等临床症状。本病多发生在 40 岁以后，男性多于女性。常因饱餐、过度劳累、情绪急剧变化而诱发。

临床表现

心前区出现压榨性疼痛，疼痛可放射至颈、颌、手臂、上腹部；或伴有眩晕、气促、出汗、寒颤、恶心、昏厥等症状，严重者可因心力衰竭而死亡。

按摩疗法

【有效经穴】足三里、三阴交、丰隆、涌泉。

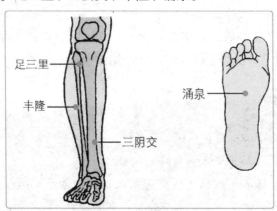

【有效反射区】大脑、肾上腺、肾、小脑及脑干、心。

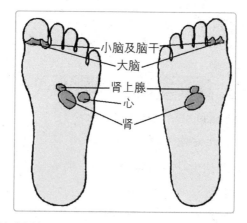

【按摩手法】点揉足三里、三阴交、丰隆、涌泉等穴位时，力度要大些，左右各点揉1分钟，以患者小腿和足部出现酸胀、沉重感为度，每日按摩1~2次。先用拇指、食指按压上述各反射区，然后依次向下揉压，稍停片刻，再继续揉压。其中肾上腺、肾反射区各按摩3~5分钟；心反射区揉压时间可稍长些，为5分钟左右。再将足第二、第三趾向右旋转2~3分钟，随后捻揉其他各趾，沿足底正中线用力推按，至局部皮肤潮红为度。整个足部反射区（穴位）按摩时间为30~40分钟。

足浴疗法

丹参红花汤治冠心病

【药物组成】当归、红花、泽兰、益母草、丹参各等量。

【制法用法】将上药择净，同放入药罐中，加清水适量，浸泡5~10分钟，水煎取汁，放入足浴盆中，待温时足浴。每日2次，每次10~30分钟，每日1剂，连用3~5天。

【功效主治】活血止痛。适用于冠心病，证见心悸，胸前区刺痛。

活血止痛汤治冠心病

【药物组成】红花、麻黄、桂枝、泽兰各等量。

【制法用法】将上药择净，同放入锅中。加清水适量，浸泡5~10分钟，水煎取汁，放入足浴盆中，待温时足浴。每日2次，每次10~30

分钟，每日 1 剂，连用 3~5 天。

【功效主治】活血止痛，温阳通络。适用于冠心病。

红花麻黄汤治冠心病

【药物组成】红花、麻黄、桂枝、泽兰各等量。

【制法用法】将上药择净，同放入药罐中，加清水适量，浸泡 5~10 分钟，水煎取汁，放入足浴盆中，待温时足浴。每日 2 次，每次 10~30 分钟，每日 1 剂，连用 3~5 天。

【功效主治】活血止痛。适用于冠心病，证见心悸、胸前区刺痛。

栝楼汤治冠心病

【药物组成】栝楼、益母草、当归、枳实、佛手、姜黄各 50 克，桂枝、川芎各 100 克，薤白 30 克，细辛 20 克。

【制法用法】将上药同放入锅中，加水 2500 毫升，煎沸后再煎煮 20 分钟，将药液倒入足浴桶内，浸泡双足，每次 30 分钟，每日 1 次。

【功效主治】温阳活血，通络止痛。适用于冠心病。

贴 敷疗法

三七琥珀散治冠心病

【药物组成】三七 30 克，琥珀 20 克，肉桂 15 克，冰片 10 克。

【制法用法】将上药共研成细末，过 120 目筛，装入瓶中，密封备用。用时取药末 5 克，用适量菜籽油调和成糊状，分别外敷于双足涌泉、足三里、心俞穴上，上盖纱布，胶布固定。每日换药 1 次。

【功效主治】温阳益气，活血化瘀。适用于冠心病。

艾 灸疗法

【取穴】涌泉、申脉、然谷。

【操作】点燃艾条后，悬于穴位之上，艾火距离皮肤 2 厘米左右进行熏烤，中重度刺激，至局部皮肤发红，每穴灸 10 分钟，每日 1 次。

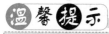

> 饮食宜低盐、低胆固醇、低动物脂肪。
> 注意保持心情舒畅，避免过度劳累及精神紧张。
> 足疗可以缓解症状，改善心脏功能，但在急性期应结合中西药物治疗。

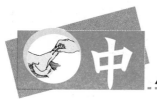 **风后遗症**

中风后遗症是指脑血管意外所引起机体病变的总称，包括脑血栓形成、脑栓塞、脑出血、蛛网膜下腔出血等。脑血栓形成主要由动脉粥样硬化引起，60 岁以上多见。脑栓塞是由来自身体其他部位的栓子堵塞脑血管所致，是风湿性心脏病常见并发症，多见于青壮年。脑出血是指由于脑动脉血管非外伤性破裂，血液进入脑实质内，高血压和动脉粥样硬化是脑出血常见病因。蛛网膜下腔出血多由于颅内动脉瘤破裂，血液进入蛛网膜下腔。除脑血栓形成发病较缓外，其余均发病急骤。如果度过危险期，大多数会留下不同程度的后遗症，如面瘫、单侧上下肢瘫痪无力、口眼歪斜、周身感觉识钝、言语不清、意识障碍等。

临床表现

中风后遗症常见半身不遂（一侧肢体瘫痪、口眼歪斜、舌强语涩）。早期患者单侧肢体软弱无力、感觉迟钝，或稍有强硬，活动受限，以后逐渐趋于强直、挛急，常出现肢体畸形等。

按摩疗法

【有效经穴】足三里、解溪、三阴交、太溪、涌泉、太冲、阳陵泉、申脉、照海。

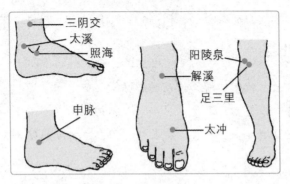

【有效反射区】肾、输尿管、膀胱、肺、肾上腺、大脑、垂体、内耳前庭、脾、胃、淋巴结、小肠、大肠各区、肩、肘、膝、髋关节、脊柱各穴、甲状腺、甲状旁腺、肩胛骨。

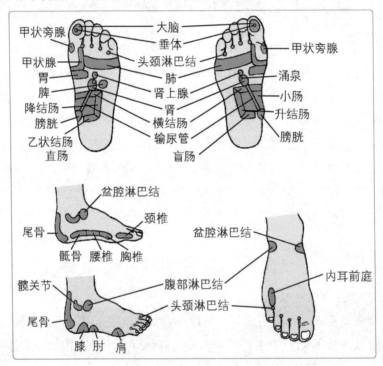

【按摩手法】按揉足三里、解溪、三阴交、太溪、涌泉、太冲、阳陵泉、申脉、照海各 30～50 次。依次点按肾、肾上腺、膀胱反射区各 100 次，按摩力度以局部酸胀、麻痛为度。由足趾向足跟方向推按输尿反射区 100 次，推按频率以每分钟30～50 次为宜。由足内侧向足外侧推肺反射区 100 次。点按大脑、垂体、骨耳前庭、脾、胃、头颈淋巴结、胸腺、腹部淋巴结、盆腔淋巴结反射区各 50 次。从足趾向足跟方向推按小肠反射区 50 次，由足跟向足趾方向推按升结肠反射区 50 次，从右向左推按横结肠反射区 50 次，从足趾向足跟方向推按降结肠 50 次，从足外侧向足内侧推按乙状结肠、直肠反射区 50 次，依次进行。依次点按肩、肘、膝、髋反射区各 30 次。向足跟方向依次推按颈椎、胸椎、腰椎、骶椎、尾骨反射区 30 次，各穴连起来推按 1 次为一遍。由足跟向足趾方向推按甲状腺反射区 50 次。重复按摩足底反射区，次数减半，结束治疗。

足浴疗法

黄芪通络汤治中风后遗症

【药物组成】黄芪 30 克，赤芍、当归尾、干地龙、川芎、桃仁、红花、僵蚕各 10 克，丹参 15 克，蜈蚣 3 条。

【制法用法】将上药择净，同放入药罐中，加清水适量，浸泡 5～10 分钟，水煎取汁，放入足浴盆中，待温时熏洗患处及足浴。每日 2 次，每次 10～30 分钟，每日 1 剂，连用 1～2 个月。

【功效主治】益气活血，祛瘀通络，熄风止痉。适用于中风后遗症，证见半身不遂、口眼歪斜、言语不清、口角流涎、大便干结、小便失禁等。

麻桂花椒汤治中风后遗症

【药物组成】麻黄、桂枝各 30 克，药椒 20 克。

【制法用法】将上药择净，同放入药罐中，加清水适量，浸泡 5～10 分钟，水煎取汁，放入足浴盆中，待温时熏洗患处及足浴。每日 2 次，每次 10～30 分钟，每日 1 剂，连用 1～2 个月。

【功效主治】益气活血，通络止血。适用于中风后遗症，证见肢体疼痛。

五枝茄根治中风后遗症

【药物组成】蓖麻仁 10 克，桃树枝、柳树枝、桑树枝、槐树枝、椿树枝、茄根各 30 克。

【制法用法】将上药择净，同放入药罐中，加清水适量，浸泡 5～10 分钟，水煎取汁，放入足浴盆中，待温时熏洗患处及足浴。每日2次，每次10～30分钟，每日1剂，连用1～2个月。

【功效主治】活血通络。适用于中风后遗症，证见半身不遂。

二草红花汤治中风后遗症

【药物组成】伸筋草、透骨草、红花各30克。

【制法用法】将上药择净，放入锅中，加清水2000毫升，浸泡5～10分钟，煮沸10分钟，放入足浴盆中。药液温度以50～60℃为宜，浸洗患肢，先浸洗手部。浸洗时手指、足趾在汤液中进行被动伸屈活动，每次15～20分钟。药液温度下降后可再加热，每日3次，每日1剂，连用2个月。手足麻木者可加霜桑叶250克，煎汤熏洗全身或频洗患肢。

【功效主治】活血通络，理筋透骨。适用于中风后遗症，证见手足痉挛。

贴敷疗法

二仁麝香膏治中风后遗症

【药物组成】桃仁、杏仁各5枚，麝香0.2克。

【制法用法】将前2味药研末，加麝香拌匀，用白酒适量，调匀如糊状，按男左女右贴敷于双足涌泉穴，外用纱布包裹固定。每日1次。

【功效主治】通络散结。适用于中风后遗症，证见半身不遂。

附子米醋糊治中风后遗症

【药物组成】生附子（或盐附子）、米醋各适量。

【制法用法】将生附子研为细末，加米醋适量调匀，外敷双足涌泉穴，外用纱布包裹固定。每日1次。

【功效主治】引热下行。适用于中风，后遗症，证见昏迷、高热不语、下肢不温。

艾灸疗法

【取穴】坐骨神经、腰椎、腰肌及阳性反应点；足三里、三阴交、委中、委阳、阳陵泉、丰隆、解溪、丘墟、悬钟、承山、至阴、束骨、京骨等穴。

【操作】艾条点燃，采用悬灸法，每穴灸 5～10 分钟，每天 1 次，严重者每天可灸 2 次。

温馨提示

以宽容、豁达的心态面对生活，不要过怒、过思，只有心平气和才利于疾病康复。

饮食宜以清淡、易消化、低脂低糖为原则。

少数重病患者长期卧床，应勤翻身和按摩，以防止压疮和肺部感染。

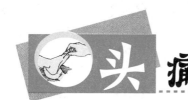 头痛

头痛是指头颅的上半部分（眉毛至枕骨）所出现的各种疼痛。头痛的原因很多，如头颅本身的问题，也可能因其他脏器或者一些全身性疾病所引发，如高血压、颈椎病、发热等，甚至劳累、紧张也会引起头痛。

中医学认为，导致头痛的外因主要为风邪，或兼有寒、热、湿等病邪侵袭，内因则与肝、脾、肾功能失常或紊乱有关。

临床表现

病因不同，临床表现也不同。如常见的功能性头痛，部位在头顶或不固定，并伴有记忆力减退、失眠等症状。血管神经性头痛，常在一侧，呈搏动性，多发于女性，由过敏、月经来潮等诱发，晨间发病较多。总而言之，头痛的临床表现较为复杂，发生头痛应尽快检查，明确性质，以便对症治疗。

按摩疗法

【有效经穴】三阴交、足临泣、太冲、内庭、昆仑、涌泉。

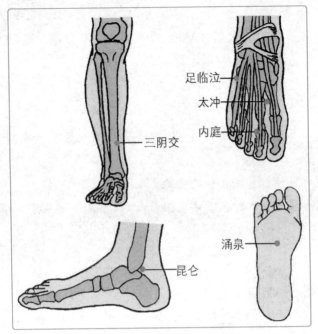

【有效反射区】腹腔神经丛、大脑、额窦、小脑及脑干、三叉神经、颈项、肾、输尿管、膀胱。

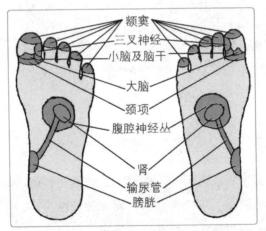

【按摩手法】按揉三阴交、足临泣、太冲、内庭、昆仑、涌泉穴各 3 分钟，按摩力度以酸胀、麻痛感为度。先点按肾、输尿管、膀胱反射区各 5 次，手法宜轻揉；再用中重度手法按揉腹腔神经丛、大脑、额窦、小脑及脑干、三叉神经、颈项反射区各 5 分钟，按摩时有酸胀、麻痛感为度。每日 1 次，10 天为 1 个疗程。

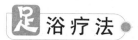 浴疗法

枸杞叶菊花汤治头痛

【药物组成】枸杞叶 200 克，菊花 30 克，天麻、钩藤各 20 克。

【制法用法】将上药入锅中，加水适量，煎煮 20 分钟，去渣取汁，与 3000 毫升开水同入足浴桶中，先熏蒸，后浸泡双足。每晚 1 次，每次 40 分钟，4 天为 1 个疗程。

【功效主治】滋养肝肾，平肝止痛。适用于阴虚阳亢型头痛，证见头昏头痛，时轻时重，烦怒时头痛加重，眼花，视物模糊，耳鸣，痛处多在巅顶或移动不定，口干，舌质红等。

天麻川芎汤治风火头痛

【药物组成】天麻 15 克，川芎 30 克，山栀 20 克，冰片 5 克。

【制法用法】将前 3 味药入锅中，加水适量，煎煮 20 分钟，去渣取汁，与 3000 毫升开水同入足浴桶中，再加入碾碎的冰片，搅匀即成。先熏蒸，后浸泡双足，每晚 1 次，每次 40 分钟，4 天为 1 个疗程。

【功效主治】清散风火，通络止痛。适用于风火型头痛。

川草乌细辛汤治风寒头痛

【药物组成】制川乌、白僵蚕、白酒各 30 克，制草乌 20 克，细辛 15 克。

【制法用法】将前 4 味药入锅中，加水适量，煎煮 30 分钟，去渣取汁，与白酒及 3000 毫升开水同入足浴桶中，先熏蒸，后浸泡双足。每晚 1 次，每次 40 分钟，4 天为 1 个疗程。

【功效主治】祛风，散寒，止痛。适用于风寒型头痛。

蔓荆枯草汤治头痛

【药物组成】蔓荆子、夏枯草各等量。

【制法用法】将上药择净，同放入药罐中，加清水适量，浸泡 5 ~ 10 分钟，水煎取汁，放入足浴盆中，待温时足浴。每日 2 次，每次 10 ~ 30

分钟，每日 1 剂，连用 5~7 天。

【功效主治】清热平肝，活血通脉。适用于头痛，证见心烦、睡眠不宁等。

贴敷疗法

吴茱萸生姜糊治头痛

【药物组成】吴茱萸 16 克，生姜 31 克，酒适量。

【制法用法】将吴茱萸研末，生姜捣烂，共炒热，喷一口酒于药上，敷贴双足涌泉穴，外用纱布包裹，每日 1 次。

【功效主治】引热下行。适用于阴虚头痛，证见下午及夜间剧痛者。

吴茱萸米醋糊治头痛

【药物组成】吴茱萸、米醋各适量。

【制法用法】将吴茱萸研为细末，加米醋调为糊状，外敷双足涌泉穴，每日 1 次，7 日为 1 个疗程。

【功效主治】平肝潜阳，引热下行。适用于肝阳上亢型头痛。

艾灸疗法

【取穴】行间、厉兑、足窍阴。

【操作】点燃艾条后，悬于穴位之上，艾火距离皮肤 2 厘米左右进行熏烤，重度刺激，至局部皮肤发红，每穴灸 5 分钟，每日 1 次。

温馨提示

忌食烟、酒、咖啡、巧克力等热性、兴奋性食品。饮食宜清淡，多食水果、蔬菜。

必须审症求因，针对病因进行治疗，必要时配合中西药物治疗。

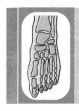 **五、骨伤科疾病**

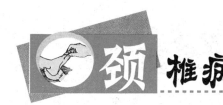 颈椎病

颈椎病是一种常见颈椎退行性病变，由于颈椎及其周围的软组织，如椎间盘、韧带等发生病理改变，导致颈神经根、颈髓、椎动脉、交感神经受到压迫或刺激而产生相应的症状。多因外伤、劳累、炎症、枕头不适等原因诱发。本病多见于 40 岁以上成年人，是临床常见病、多发病。

临床表现

多表现为一侧手、臂、肩麻木、疼痛，或以麻木为主，或以疼痛为主；做颈部后伸等动作时，疼痛会加重，常伴有头晕、握力下降、肌肉萎缩等。

按摩疗法

【有效经穴】委中、昆仑、阳陵泉、悬钟、承山、足三里。

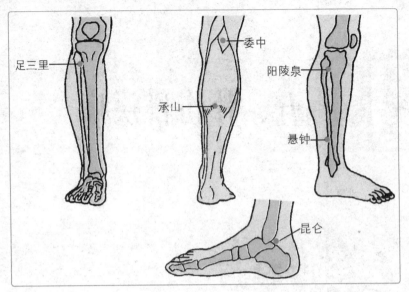

【有效反射区】颈椎、颈项、大脑、肾、输尿管、膀胱、肺及支气管、肩、斜方肌、肩胛骨、胸椎、腰椎、骶骨、甲状腺、甲状旁腺、肾上腺。

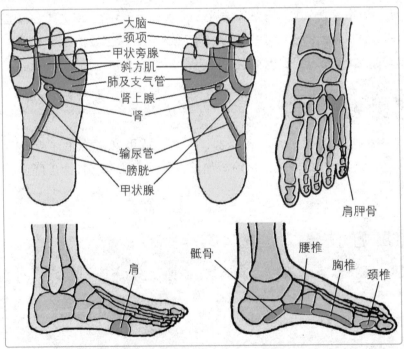

【按摩手法】用重度手法按揉阳陵泉、委中、悬钟、昆仑、承山、足三里穴各100次；用中重度手法依次点按大脑、肾、肾上腺、膀胱反射区各100

次；用重度手法推按颈椎、颈项、肩、斜方肌、肩胛骨、输尿管、肺及支气管、腰椎、骶骨反射区各 100 次；用中度手法依次按压胸椎、甲状腺、甲状旁腺反射区各 50 次。按摩时，速度要均匀，力度要适中，以局部有酸胀、麻痛感为度。每日 1 次，10 次为 1 个疗程。

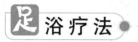

足浴疗法

丝瓜络桂枝汤治颈椎病

【药物组成】丝瓜络、桂枝、桑枝各 30 克。

【制法用法】将上药择净，装入布袋中，扎紧袋口，放入锅中，加清水适量，浸泡 5 ~ 10 分钟，水煎煮沸，取药袋外敷于颈椎患处，每次 1 ~ 2 小时（可用热水袋助热）。取药汁放入足浴盆中，待温度适宜时足浴，每日早、晚各 1 次，每次 30 分钟，2 日 1 剂，连用 7 ~ 10 剂。

【功效主治】祛风除湿，舒筋活络。适用于颈椎病，证见颈项不适，双臂及手指麻木。

金毛寄生汤治颈椎病

【药物组成】金毛狗脊、川续断、桑寄生各 30 克，威灵仙 15 克。

【制法用法】将上药择净，装入布袋中，扎紧袋口，放入锅中，加清水适量，浸泡 5 ~ 10 分钟，水煎煮沸，取药袋外敷于颈椎患处，每次 1 ~ 2 小时（可用热水袋助热）。取药汁放入足浴盆中，待温度适宜时足浴，每日早、晚各 1 次，每次 30 分钟，2 日 1 剂，连用 7 ~ 10 剂。

【功效主治】补益肝肾，祛风除湿。适用于颈椎病，证见颈项不适，双臂及手指麻木，头晕眼花，腰膝酸软等。

天麻辣椒汤治颈椎病

【药物组成】天麻 20 克，尖头辣椒 60 克，鸡血藤 30 克，白酒 50 克。

【制法用法】将前 3 味药同入锅中，加水适量，煎煮 40 分钟，去渣取汁，与白酒及开水同入足浴桶中，先熏蒸，后浸泡双足。每晚 1 次，每次 30 分钟，10 天为 1 个疗程。

【功效主治】祛风散寒，舒筋通络。适用于风寒阻络型颈椎病，证见颈肩酸痛或剧痛，遇寒或受凉后加重，得热痛解，前臂及手指麻木疼痛。

桃红葛根汤治颈椎病

【药物组成】桃仁、葛根各30克，红花10克，白酒50克。

【制法用法】将前3味药同入锅中，加水适量，煎煮40分钟，去渣取汁，与白酒及开水同入足浴桶中，先熏蒸，后浸泡双足。每晚1次，每次30分钟，10天为1个疗程。

【功效主治】活血化瘀，温经通络。适用于血瘀型颈椎病，证见颈部疼痛、酸痛、钝痛、刺痛或触电样窜痛。前臂及手指麻木疼痛，遇冷加重，得热痛缓。

贴 敷疗法

大黄汤治颈椎病

【药物组成】大黄10克。

【制法用法】将大黄择净，放入锅中，加清水适量，浸泡5~10分钟，水煎取汁，放入足浴盆中，待温度适宜时足浴，每日早、晚各1次，每次30分钟，每日1剂。药渣捣烂敷贴双足涌泉穴，外用纱布包裹，胶布固定，每日换药1次。连用3~5天。

【功效主治】清热解毒，引热下行。适用于颈椎病，证见眩晕、恶心呕吐、动则尤甚，心烦易怒，面红目赤者。

颈痛散治颈椎病

【药物组成】当归、红花、防风、威灵仙、姜黄、羌活、透骨草、川乌各20克，冰片10克，米醋适量。

【制法用法】将前8味药共研成细末，冰片单包备用。每次用时取药粉2克，冰片2克，用米醋调为稀糊状，摊在两块8厘米×8厘米的布上，分别敷贴两足颈椎反射区或压痛点、小结节反应点，用胶布固定。每日1次，10日为1个疗程。用药前如用热水（以能耐受水温为度）浸泡足部 10 分钟，然后将反射区按摩数分钟后再贴药，则效果更佳。

【功效主治】活血化瘀，祛风散寒，通络止痛。适用于颈椎病，证见颈项疼痛。

灸疗法

【取穴】颈项、颈椎等反射区；悬钟（绝骨）等穴。

【操作】艾条灸 3~7 分钟。

温馨提示

每日可练习颈部操 2~3 次，每次 10 分钟。具体方法是练习头颈前屈、后仰、左右侧屈、头部顺向或逆向转功。

颈椎牵引和颈托对治疗颈椎病有一定帮助，可在医生指导下使用。

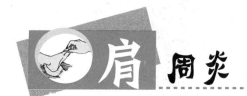 肩周炎

肩关节周围炎简称肩周炎，为临床常见病、多发病，是指肩关节及其周围的肌腱、韧带、腱鞘、滑囊等软组织慢性损伤或退行性变，导致局部无菌性炎症，从而引起肩部疼痛和功能障碍。特点是起病多缓慢，病程较长。多因年老体弱，筋骨不健，气血不足，复感风邪，外伤劳损引发此病。本病又名"五十肩"、"冻结肩"、"漏肩风"、"肩痹"等，从这些名称不难看出本病的发病年龄、病因病理及临床特征。体力劳动者多见，女性略多于男性。

临床表现

肩周炎早期肩关节呈阵发性疼痛，常因天气变化和劳累而诱发，以后发展为持续性疼痛且逐渐加重，白天较轻夜晚加重，夜不能寐，不能朝疼痛侧

侧卧，肩关节运动障碍日渐加重。另外，肩部被牵拉时，会引起剧烈疼痛，肩部肌肉还有可能痉挛或萎缩。

按摩疗法

【有效经穴】足三里、阳陵泉、委中、足临泣、昆仑。

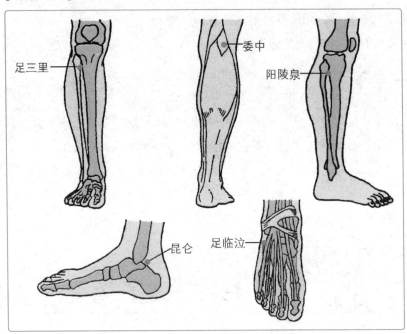

【有效反射区】肩、颈项、手臂、斜方肌、肾、输尿管、膀胱、肾上腺、腹腔神经丛、小脑及脑干、上身淋巴结、下身淋巴结。

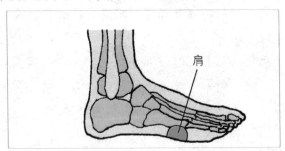

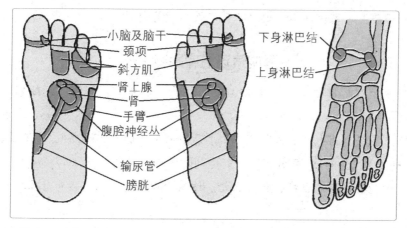

小脑及脑干
颈项
斜方肌
肾上腺
肾
手臂
腹腔神经丛
输尿管
膀胱

下身淋巴结
上身淋巴结

【按摩手法】用重度手法依次按揉足三里、阳陵泉、委中、足临泣、昆仑穴各100次；用中重度手法依次点按肩、颈项、手臂、斜方肌反射区各100次；用中度手法按压肾、肾上腺、输尿管、膀胱、腹腔神经丛、小脑及脑干、上身淋巴结、下身淋巴结反射区各50次。按摩时，频率要均匀，力度要适中，以局部有酸胀、麻痛感为度。每日1次，10次为1个疗程。

足浴疗法

两枝川芎汤治肩周炎

【药物组成】桂枝、川芎各20克，威灵仙60克，桑枝50克，当归15克。

【制法用法】将上药同入锅中，加水适量，煎煮30分钟，去渣取汁，与3000毫升开水同入足浴桶中，先熏蒸，后浸泡双足。每晚1次，每次30分钟。另用纱布包药渣，趁热熨患处。7天为1个疗程。

【功效主治】疏风活血，通络止痛。适用于肩周炎。

羌活双藤汤治肩周炎

【药物组成】羌活、川芎各20克，海风藤60克，络石藤50克，防风15克，当归10克。

【制法用法】将上药同入锅中，加水适量，煎煮30分钟，去渣取汁，与3000毫升开水同入足浴桶中，先熏蒸，后浸泡双足。每晚1次，每次30分钟。另用纱布包药渣，趁热熨患处。7天为1个疗程。

【功效主治】疏风活血，通络止痛。适用于肩周炎。

延胡索汤治肩周炎

【药物组成】甘草7克，木香、没药、乳香各9克，当归、延胡索、蒲黄、赤芍、肉桂、姜黄各15克。

【制法用法】将上药放入药锅中，加适量清水，煎煮30分钟，去渣取汁，足浴。每日1次，每次30分钟以上。煎药时乳香、没药后下。

【功效主治】活血祛瘀，行气止痛。适用于肩周炎，证见腰背疼痛。

贴敷疗法

淫羊藿方治肩周炎

【药物组成】淫羊藿100克，陈醋50毫升，40°酒5毫升。

【制法用法】将淫羊藿研为细末，与等量面粉混匀，加入醋、酒和适量温开水，搓成面团，于睡前敷贴双足涌泉穴，外用纱布包裹，次日晨取下，连用3次。

【功效主治】活血化瘀。适用于肩周炎。

说明：用本方后，以微出汗为效佳。若汗甚则应立即去药，再次使用时减少酒的用量即可。

艾灸疗法

【取穴】京骨、厉兑、丘墟。

【操作】熏灸10~20分钟，每日或隔日灸1次，10次为1个疗程。

温馨提示

坚持功能锻炼有助于本病恢复，锻炼要循序渐进，以不引起患部剧烈疼痛为度。

可配合局部热敷，每天1次，每次10分钟。温度不要过高，以免烫伤。

 性腰肌劳损

慢性腰肌劳损是指腰背部肌肉、筋膜、韧带等软组织发生慢性损伤，导致局部无菌性炎症，从而引起腰背部一侧或两侧弥漫性疼痛。多见于青壮年，外伤史多不明显，常因劳动中姿势不良，急性腰部软组织损伤后未及时治疗，反复多次损伤所致，与职业和工作环境有一定关系。本病属于中医学"肾虚腰痛"范畴。

临床表现

长期腰痛史，反复发作。腰骶部一侧或两侧酸痛不适，时轻时重，缠绵不愈。酸痛在劳累后加剧，休息后减轻，并与天气变化有关。在急性发作时，各种症状均显著加重，腰部活动受限。

按摩疗法

【有效经穴】阳陵泉、委中、悬钟、昆仑、承山、涌泉。

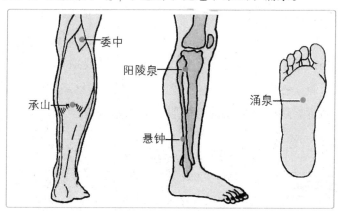

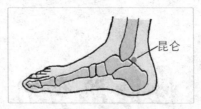

昆仑

【有效反射区】肾、肝、肾上腺、输尿管、膀胱、肺及支气管、腰椎、骶骨、腹腔神经丛、肩、肩胛骨、斜方肌。

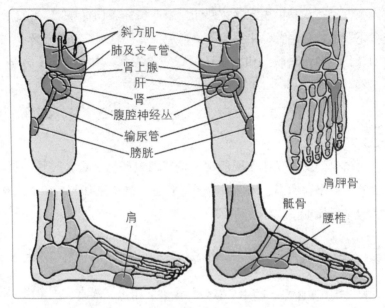

斜方肌
肺及支气管
肾上腺
肝
肾
腹腔神经丛
输尿管
膀胱

肩胛骨

肩

骶骨
腰椎

【按摩手法】用重度手法按揉阳陵泉、委中、悬钟、昆仑、承山、涌泉穴各100次；用中重度手法依次点按肾、肝、肾上腺、膀胱反射区各100次；用重度手法推按输尿管、肺及支气管、腰椎、骶骨反射区各100次；用中度手法依次按压腹腔神经丛、肩、肩胛骨、斜方肌反射区各50次。按摩时，速度要均匀，力度要适中，以局部有酸胀、麻痛感为度。每日1次，10次为1个疗程。

足 浴疗法

徐长卿络石藤汤治慢性腰肌劳损

【药物组成】徐长卿、川芎各30克，络石藤50克，白酒50毫升。

【制法用法】将前 3 味药同入锅中，加水适量，煎煮 30 分钟，去渣取汁，与 3000 毫升开水及白酒同入泡足浴桶中，先熏蒸，后浸泡双足。每晚 1 次，每次 30 分钟，5 天为 1 个疗程。

【功效主治】活血通络，行气止痛。适用于慢性腰肌劳损。

当归活血汤治腰痛

【药物组成】当归、红花、益母草各 10 克。

【制法用法】将上药择净，同放入药罐中，加清水适量，浸泡 5 ~ 10 分钟，水煎取汁，放入足浴盆中，先用毛巾蘸药液热熨腰痛部位，待温度适宜时足浴。每日 2 次，每次 10 ~ 30 分钟，每日 1 剂，连用 3 ~ 5 天。

【功效主治】化湿止痛。适用于寒湿型腰痛，证见腰部冷痛，遇热则舒，头身疼痛，四肢不温等。

肉桂菟辛汤治腰痛

【药物组成】肉桂、菟丝子、细辛各 10 克。

【制法用法】将上药择净，同放入药罐中，加清水适量，浸泡 5 ~ 10 分钟，水煎取汁，放入足浴盆中，先用毛巾蘸药液热熨腰痛部位，待温度适宜时时足浴。每日 2 次，每次 10 ~ 30 分钟，每日 1 剂，连用 3 ~ 5 天。

【功效主治】温阳补肾。适用于肾虚型腰痛，证见腰部酸痛，肢软乏力，腰膝酸软等。

归芎木瓜汤治慢性腰肌劳损

【药物组成】当归 15 克，川芎、独活各 20 克，木瓜 30 克，白酒 50 毫升。

【制法用法】将前 4 味药同入锅中，加水适量，煎煮 30 分钟，去渣取汁，与 3000 毫升开水及白酒同入足浴桶中，先熏蒸，后浸泡双足。每晚 1 次，每次 30 分钟，5 天为 1 个疗程。

【功效主治】活血通络，行气止痛。适用于慢性腰肌劳损。

贴 敷疗法

三九药膏治慢性腰肌劳损

【药物组成】首乌、草乌、文蛤、川续断、大黄、枳壳、栀子、川乌、羌活、桃仁、苦参、黄芩、益母草、海风藤、白鲜皮、威灵仙、玄参、白芷、荆芥、青皮、生地黄、藁木、木通、苍术、穿山甲、金银花、乳香、没药、樟脑、血竭各30克，连翘、黄连、黄柏各45克，木香、檀香、藿香各9克，麝香、冰片、丁香各15克。

【制法用法】上药除麝香、冰片、丁香外，余药用香油1500毫升熬煎，去渣留汁，用黄丹750克徐徐加入（不断搅匀）收膏，再加入麝香、冰片、丁香拌匀成膏备用。用时取药膏适量，分别敷贴环跳、足三里、涌泉穴。每日换药1次。

【功效主治】温阳通络，活血定痛。适用于慢性腰肌劳损。

艾 灸疗法

【取穴】肾上腺、腰椎、骶骨、生殖腺等穴区；阳陵泉、三阴交、太溪等穴。

【操作】用艾条温和灸，每穴灸10~15分钟，隔日灸1次。

温馨提示

睡硬板床，加强腰背肌肉锻炼，常用腰肌锻炼方法有仰卧挺腹、俯卧鱼跃等，早、晚各做5~10次。

吹风机热疗法：先用温风吹脚心，直到产生灼热感时移开，待到灼热感消失时再吹第二次，如此反复进行5~10分钟，每日吹1~2次。

腰椎间盘突出症

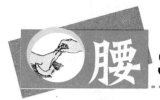

　　腰椎间盘突出症是临床常见的导致腰腿痛疾病之一，是由于腰椎间盘退行性变或慢性损伤，导致脊柱内外力学平衡失调，髓核自椎间盘的纤维环破裂口突出，压迫神经根，引起腰腿痛。腰痛和一侧下肢放射痛、腰部运动障碍、脊柱侧弯、患肢麻木感并温度下降为主要表现。本病好发于30～50岁体力劳动者，男性多于女性。临床以腰4～5和腰5～骶1椎间盘突出最多见。

临床表现

　　腰部疼痛，或腰痛伴有下肢放射性疼痛；小腿及足背外侧麻木，患肢温度下降，肌肉萎缩等；还可能出现腰部活动明显障碍，难以翻身和坐立不适等。虽然经过休息后症状会有所减轻，但当咳嗽、打喷嚏、用力排便时，疼痛又会加剧。

按摩疗法

【有效经穴】委中、阳陵泉、承山、悬钟、昆仑、足三里、太冲。

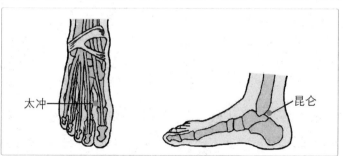

太冲　　　　　　　　　　　　　　　　昆仑

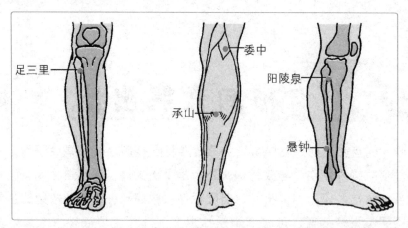

【有效反射区】肾、输尿管、膀胱、腹腔神经丛、腰椎、骶骨、髋关节、坐骨神经丛、上身淋巴结、下身淋巴结、肩。

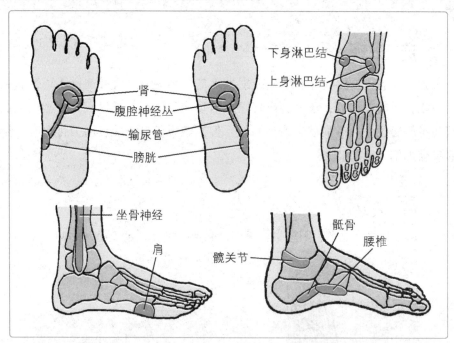

【按摩手法】用重度手法依次按揉委中、阳陵泉、承山、悬钟、昆仑、足三里、太冲穴各100次；用中等力度手法依次点按肾、膀胱、腹腔神经丛反射区各100次；用中重度手法依次推按输尿管、腰椎、骶骨、髋关节反射区各100次；用重度手法依次按压坐骨神经、上身淋巴结、下身淋巴结、肩反射区各50次。按摩时，速度要均匀，力度要适中，以局部有酸

胀、麻痛感为度。每日 1 次，10 天为 1 个疗程。

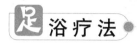浴疗法

三七汤治腰椎间盘突出症

【药物组成】三七、雪上一枝蒿、红花、冰片、草乌、骨碎补、赤芍、接骨木各 10 克。

【制法用法】将上药择净，加入药锅中，加适量清水，煎煮 30 分钟，后去渣取汁，足浴。每日 1 次，每次 30 分钟。

【功效主治】活血祛瘀，止痛止血。适用于腰椎间盘突出症。

川断牛膝汤治腰椎间盘突出症

【药物组成】川断、泽兰各 30 克，川牛膝、川芎各 20 克，桑寄生 40 克，白酒 50 毫升。

【制法用法】将前 5 味药同入锅中，加适量清水，煎煮 30 分钟，去渣取汁，与 3000 毫升开水及白酒同入足浴桶中，先熏蒸，后浸泡双足。每晚 1 次，每次 20 分钟，5 天为 1 个疗程。

【功效主治】活血通络，行气止痛。适用于腰椎间盘突出症。

大黄细辛汤治腰椎间盘突出症

【药物组成】大黄、细辛、生川乌、皂角刺、肉桂、透骨草、丁香、白芷、红花各 10 克，当归尾、姜黄、紫荆皮各 120 克。

【制法用法】将上药择净，加入药锅中，加适量清水，煎煮 30 分钟，去渣取汁，足浴。每日 1 次，每次 30 分钟。煎药时大黄后下。

【功效主治】行瘀活血。适用于腰椎间盘突出症。

贴敷疗法

七星草方治腰椎间盘突出症

【药物组成】七星草、川乌各 20 克，红花 10 克，苏木 8 克。

【制法用法】将上药研细，加蛋清 1 个，蜂蜜适量，调成泥状，每次

取适量敷贴腰部患处，另取适量贴敷双足涌泉穴。每日 1 次。

【功效主治】温经通络，活血止痛。适用于腰椎间盘突出症。

艾灸疗法

【取穴】肾上腺、腰椎、骶骨等反射区；委中、阳陵泉等穴。

【操作】用艾条温和灸，每穴灸 10～15 分钟，或用温针刺。每日 1 次，10 次为 1 个疗程。

温馨提示

急性发作期或初次发作的患者，要注意休息，病情严重者要睡硬板床，卧床休息 2～3 周。

足浴疗法可缓解腰腿疼痛症状，严重者应配合推拿、牵引或手术治疗。

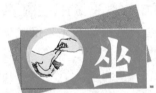 **坐 骨神经痛**

坐骨神经是人体中最大的神经干支，它从第四、第五腰椎及第一骶骨处的脊神经出发，经臀部、大腿后侧、小腿后外侧直至足部，分布于整个下肢，因此，所有沿着坐骨神经通路及其分布区域的疼痛都属于坐骨神经痛的范畴。

临床表现

沿坐骨神经（臀部、大腿后侧、小腿后外侧、足背外侧）出现持续性、放射样疼痛并伴有下肢行动困难，疼痛有钝痛、刺痛、胀痛、烧灼样痛等多种形式。受到寒冷刺激或行走以后疼痛会有所加剧，卧床休息后疼痛则趋于减轻。

摩疗法

【有效经穴】委中、足三里、阳陵泉、承山、承筋、昆仑、太溪。

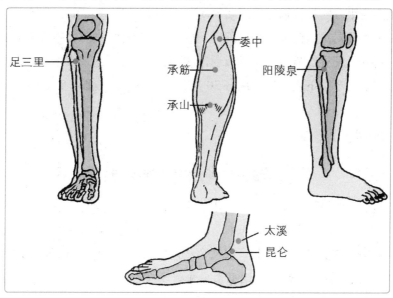

【有效反射区】肾、输尿管、膀胱、肺、内外侧坐骨神经、肾上腺、颈椎、胸椎、腰椎、骶骨、尾骨、膝关节、下腹部。

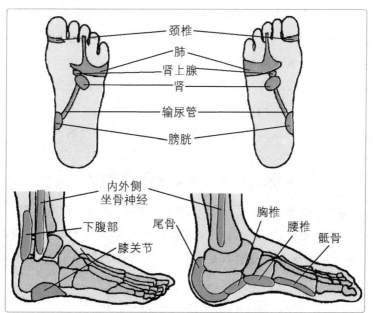

【按摩手法】按揉委中、足三里、阳陵泉、承山、承筋各 30 次，同时拿捏昆仑、太溪 30 次，要求按摩力度以局部酸胀、麻痛为度；依次点按肾、膀胱、坐骨神经、肾上腺反射区各 100 次，按摩力度以局部酸胀、麻痛为度；由足趾向足跟方向推按输尿管反射区 100 次，推按频率以每分钟 30～50 次为宜；由足内侧向足外侧推按肺反射区 50 次，要求同上；向足跟方向依次推按颈椎、胸椎、腰椎、骶骨、尾骨反射区 50 次，各穴连起来推按 1 次，要求同上；点按膝关节，下腹部反射区各 30 次，力度以局部酸胀、麻痛为度。

足浴疗法

水蓼川芎汤治坐骨神经痛

【药物组成】鲜水蓼 300 克，川芎 20 克，川牛膝 15 克。

【制法用法】将上药同入锅中，加水适量，煎煮 30 分钟，去渣取汁，倒入足浴桶中，先熏蒸，后泡足。每次 30 分钟，每晚 1 次，5 天为 1 个疗程。

【功效主治】祛风散寒。适用于坐骨神经痛。

威灵仙五加皮方治坐骨神经痛

【药物组成】五加皮、海桐皮各 30 克，威灵仙 40 克，松节 50 克，白酒 50 毫升。

【制法用法】将前 4 味药同入锅中，加水适量，煎煮 30 分钟，去渣取汁，与 3000 毫升开水及白酒同入足浴桶中，先熏蒸，后浸泡双足。每晚 1 次，每次 30 分钟，5 天为 1 个疗程。

【功效主治】活血通络，行气止痛。适用于坐骨神经痛。

徐长卿木瓜汤治坐骨神经痛

【药物组成】徐长卿 40 克，木瓜 30 克，赤芍 15 克，细辛 5 克。

【制法用法】将上药同入锅中，加水适量，煎煮 30 分钟，去渣取汁，倒入足浴桶中，先熏蒸，后浸泡双足。每次 30 分钟，每晚 1 次，15 天为 1 个疗程。

【功效主治】行气通络，散寒活血。适用于坐骨神经痛。

地丘桃仁汤治坐骨神经痛

【药物组成】地龙、川芎、红花、桃仁各3克，赤芍、当归尾各6克，黄芪120克。

【制法用法】将上药放入药锅中，加适量清水，煎煮30分钟去渣取汁，足浴。每日1~2次，每次30分钟。

【功效主治】补气活血通络。适用于坐骨神经痛。

贴 敷疗法

回阳玉龙散治坐骨神经痛

【药物组成】草乌（炒）6份，干姜（煨）6份，赤芍（炒）2份，白芷2份，天南星（煨）2份，肉桂1份。

【制法用法】上药共研成细末，每次取药粉50克，炒热，以酒适量，加水调成膏状，炒热贴敷患侧环跳、殷门、承山、委中穴，外用纱布覆盖，胶布固定。每日换药1次。

【功效主治】祛风散寒，通络止痛。适用于坐骨神经痛。

艾 灸疗法

【取穴】坐骨神经、腰椎、腰肌、阳性反应点，足三里、三阴交、委中、委阳、阳陵泉、丰隆、解溪、丘墟、悬钟、承山、至阴、束骨、京骨等穴。

【操作】艾条点燃，采用悬灸法，每穴灸5~10分钟，每天1次，严重者每天可灸2次。

温馨提示

加强体育锻炼，如腰背肌锻炼、打太极拳等，平时注意活动和劳动姿势。

足浴疗法对本病有较好的疗效，尤其是原发性坐骨神经痛。继发性坐骨神经痛应查明病因，对症治疗。

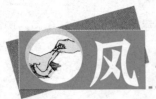风 湿性关节炎

风湿性关节炎是一种以关节病变为主的慢性自身免疫性疾病。临床表现为对称性、多发性关节炎，最易受累的常是小关节。早期、急性期发病关节呈红、肿、热、痛和运动障碍，晚期则关节强直或畸形，并可出现骨质疏松、肌肉萎缩。

临床表现

典型表现是轻度或中度发热，游走性多关节炎，受累关节多为膝、踝、肩、肘、腕等大关节，常见由一个关节游走至另一个关节，病变局部呈现红、肿、热、痛，部分患者也可多个关节同时发病，症状不典型的患者仅有关节疼痛而无其他表现，急性炎症一般于 2~4 周消退，但常反复发作。若风湿活动影响到心脏，则可发生心脏瓣膜病变。

按摩疗法

【有效经穴】太溪、照海、阳陵泉、足三里、涌泉。

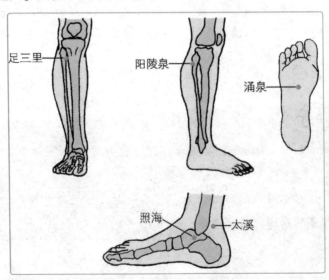

【有效反射区】膝关节、肩关节、肘关节、肩胛骨、髋关节、上身淋巴结、肾上腺、膀胱、肝、胆囊。

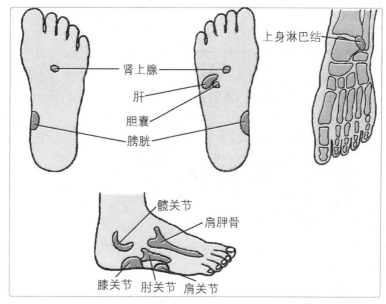

【按摩手法】捏揉太溪、照海穴各 30～50 次；点按阳陵泉、足三里穴各 50～100 次，力度以酸痛为宜；揉按涌泉穴 50～100 次，力度稍重。食指扣拳，在膝关节、肘关节、肩关节、膀胱、肾上腺、肝、胆囊反射区处各按揉 50～100 次，按揉力度稍重，以酸胀、麻痛为度；捏揉肩胛骨、髋关节反射区各 30～50 次，力度适中；点按上身淋巴结反射区 50～70 次，力度稍轻。

足浴疗法

当归五加皮汤治风湿性关节炎

【药物组成】当归、五加皮各 20 克，川芎、桃仁、红花、巴戟天各 15 克，黄芪 30 克，制附片 5 克，细辛 7 克。

【制法用法】将上药择净，放入药罐中，加入清水适量，浸泡 5～10 分钟，文火煮沸，先熏患处，待温度适宜时，浸泡双足。每日 2 次，每次 10～30 分钟，每日 1 剂，连用 7～10 剂。

【功效主治】散寒祛湿，通络温经。适用于风湿性关节炎，证见关节疼痛，遇冷尤甚。

五加皮汤治风湿性关节炎

【药物组成】五加皮、海风藤、透骨草各20克，当归、青皮、独活、木瓜、伸筋草各10克。

【制法用法】将上药择净，放入大砂锅中，加入清水适量，浸泡5~10分钟，水煎取汁2000毫升，先熏后洗患处。每日2次，每日1剂，连用2~3周。

【功效主治】祛风除湿，通痹散寒。适用于风湿性关节炎，证见关节疼痛，四肢不温，遇冷尤甚。

威灵仙汤治风湿性关节炎

【药物组成】威灵仙50克，甘草、松针各60克。

【制法用法】将上药择净，水煎取汁，放入足浴盆中，先熏双足，待温度适宜时足浴。每日1次，每次10~30分钟，每日1剂，连用2~3周。

【功效主治】祛风止痛，散寒除湿。适用于风湿性关节炎，证见下肢冷痛，不能行走。

大桐留行汤治风湿性关节炎

【药物组成】王不留行40克，大黄、海桐皮各30克，红花15克，马钱子、生半夏、艾叶各20克，葱须3根。

【制法用法】将上药放入药锅中，加适量水，煎煮30分钟，取汁2000毫升，足浴。每日2次，每日1剂，7日为1个疗程。

【功效主治】通络止痛。适用于风湿性关节炎。

贴 敷疗法 ●

吴茱萸大蒜糊治风湿性关节炎

【药物组成】吴茱萸20克，生姜3片，大蒜1头，酒适量。

【制法用法】将吴茱萸研成细末，加入生姜、大蒜，捣烂成糊状，加酒炒热，敷贴患肢足底涌泉穴。每日1次。

【功效主治】温经散寒。适用于风湿性关节炎，证见关节疼痛较剧，阴雨天加重。

艾灸疗法

【取穴】足三里、阳陵泉、委中、丰隆。

【操作】用点燃的艾条雀啄灸，每穴灸 3 ~ 5 分钟，以患者感觉局部皮肤温热舒适为度。

温馨提示

足浴疗法本病有一定疗效，早期治疗很重要。

注意休息，坚持锻炼，以防止肌肉萎缩及关节畸形。

足跟痛是指由于慢性损伤所引起的足跟部疼痛，多发生于 40 岁以上中老年人。引起足跟痛的原因很多，常见有跟骨滑囊炎、跖筋膜劳损、跟骨脂肪垫炎、跟骨骨刺等。足跟痛属中医学"骨痹"范畴。

临床表现

足跟痛常一侧患病，疼痛多在晨起后站立时较重，活动后疼痛减轻。但是活动过久疼痛又加重，可伴有足底酸胀、麻木感，遇热疼痛减轻，遇冷疼痛加重。局部检查在跟骨跖面的跟骨结节处可有压痛。

按摩疗法

【有效经穴】太溪、昆仑、悬钟、太冲。

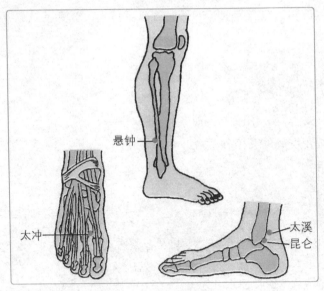

【有效反射区】肾、输尿管、膀胱、髋关节、胸腺、上身淋巴结、下身淋巴结、甲状腺、甲状旁腺、肝、腰椎。

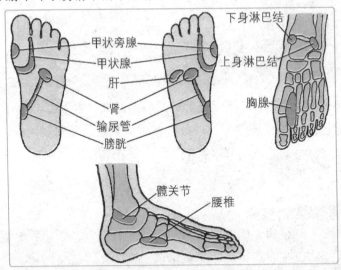

【按摩手法】用重度手法按揉太溪、昆仑、悬钟、太冲穴各 50 次；用中重度手法依次按压肾、膀胱、髋关节反射区各 100 次；用中重度手法推按输尿管、腰椎反射区各 50 次；用中度手法依次点按胸腺、上身淋巴结、下身淋巴结、甲状腺、甲状旁腺、肝反射区各 100 次。按摩时，速度要均匀，力度要适中，以局部有酸胀、麻痛感为度。每日 1 次，10 天为 1 个疗程。

足浴疗法

二虫透骨汤治足跟痛

【药物组成】全蝎 15 条，蜈蚣 10 条，桂枝、没药、红花各 10 克，虎杖 30 克，透骨草 50 克。

【制法用法】将上药择净，加水适量煎煮 30 分钟，去渣，取汁，熏洗患处至出汗为止，然后加入温水，足浴 30 分钟，每晚 1 次。

【功效主治】活血化瘀，通络止痛。适用于足跟痛。

木瓜熏洗液治足跟痛

【药物组成】木瓜、透骨草、海桐皮、鸡血藤、威灵仙各 20 克，川续断 15 克，麻黄、桂枝、归尾、木鳖、乳香、没药、伸筋草各 12 克，红花 10 克。

【制法用法】将上药择净，加水适量，浸泡 20 分钟，用文火煎煮 30 分钟，去渣留汁，先用毛巾蘸药汁热敷患处，然后足浴 40 分钟，早、晚各 1 次，每剂可用 3 日。

【功效主治】祛风通络，活血化瘀，散寒止痛。适用于足跟痛。

二乌汤治足跟痛

【药物组成】制川乌、制草乌、木瓜、红花各 30 克。

【制法用法】将上药择净，放入药罐中，加入清水适量，浸泡 5～10 分钟，水煎取汁，倒入足浴盆中，浸洗患处，每日 1 剂，每日 2 次。洗毕用拇指或掌根沿根骨内、外、后侧进行按摩，然后按摩足根底部，手法由轻到重，每次 30 分钟，每日 2 次。连用 1～2 周。

【功效主治】活血化瘀，通络止痛。适用于足跟痛。

苏木附子汤治足跟痛

【药物组成】苏木、白附子、麻黄、当归、川芎各 30 克。

【制法用法】将上药择净，放入药罐中，加清水适量，浸泡 1～2 小时，用文火煎煮 30 分钟，倒入足浴盆中，先熏患处，待温度适宜时，再浸泡双

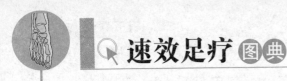

足。同时用手搓揉足跟。每次15分钟，每日2次，连用5～10剂。

【功效主治】祛寒除湿，和血止痛。适用于足跟痛。

贴 敷疗法

杏矾椰叶糊治足跟痛

【药物组成】杏仁4克，明矾6克，柳叶10克。

【制法用法】将上药择净，共捣为糊状，敷贴足跟痛处，外用纱布包裹固定。每日1次，连用3～5日。

【功效主治】化瘀通络。适用于足跟痛。

灵仙陈醋糊治足跟痛

【药物组成】威灵仙5～10克，陈醋适量。

【制法用法】将威灵仙捣碎，用陈醋调为膏状，备用。先用热水浸泡患处5～10分钟，擦干后将药膏敷贴足跟痛处，外用纱布包裹，并将患处放在热水袋上热敷。每日换药1次，连用3～5日。

【功效主治】祛风止痛。适用于足跟痛。

艾 灸疗法

【取穴】脑垂体、肾上腺、生殖腺等反射区；阿是、昆仑、太溪等穴。辨证取穴。

【操作】将艾条点燃后，让艾烟熏疼痛点及穴位，开始可距皮肤近些，以能耐受为度，每次30～45分钟，每日1次。也可取阿是穴，用鲜姜片1块，毫针刺眼，贴于皮肤上，将艾绒捏成大艾炷，置于姜块上施灸，灸3～5分钟，以局部皮肤潮红为度。

温馨提示

避免风冷潮湿。合理饮食，多吃富含钙质的食物。

在足跟痛点部位用棉花或旧布垫高5～10毫米，对跟下滑囊炎有持续挤压按摩作用，促使局部无菌性炎症消退。

六、神经系统疾病

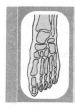

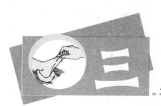 叉神经痛

三叉神经痛是指头面部三叉神经分布区域反复出现阵发性剧烈疼痛，无感觉缺失和运动障碍。一般认为，由三叉神经根受到机械性牵拉、压迫引起。女性发病多于男性，40 岁以上人群，右侧三叉神经发病比左侧多，95% 的患者为三叉神经第二、第三支受累，发作具有突然性、周期性、短暂性特点，病程长，病情顽固，常反复发作。临床上有原发性、继发性两种。

临床表现

头面部三叉神经分布区域包括前额、头皮、眼、鼻、唇、脸颊、上颌、下颌部位疼痛，表现为骤发骤停、闪电样、刀割样、烧灼样、顽固性、难以忍受的剧烈性疼痛。甚至说话、刷牙或微风拂面时，都会导致剧烈阵痛，因此三叉神经痛患者常不敢擦脸、进食，甚至连口水也不敢下咽，影响正常生活和工作。

按摩疗法

【有效经穴】足三里、三阴交、太溪、太冲、行间、涌泉。

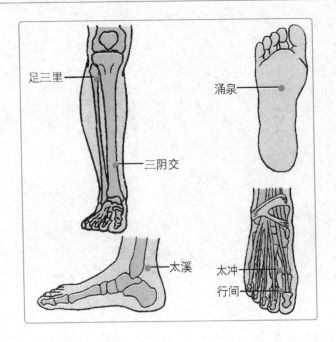

【有效反射区】三叉神经、肾、输尿管、膀胱、大脑、眼、颈椎、甲状腺、腹腔神经丛。

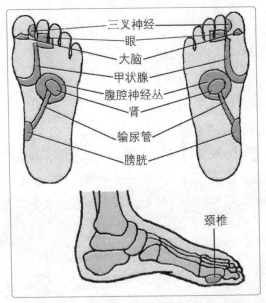

【按摩手法】用重度手法依次按揉足三里、三阴交、太溪、太冲、行间、涌泉穴各100次；用中重度手法依次点按三叉神经、肾、输尿管、膀胱反射

区各 100 次；用中重度手法依次按压大脑、眼、颈椎、甲状腺、腹腔神经丛反射区各 50 次。按摩时速度要均匀，力度要适中，以局部有酸胀、麻痛感为度。每日 1 次，10 天为 1 个疗程。

 足浴疗法

麻黄附子汤治三叉神经痛

【药物组成】生麻黄 20 克，制附子 30 克，细辛 5 克，川芎 15 克。

【制法用法】将以上 4 味药同入锅中，加水适量，煎煮 30 分钟，去渣取汁，与 3000 毫升开水同入足浴桶中，先熏蒸，后浸泡双足。每晚 1 次，每次 30 分钟，7 天为 1 个疗程。

【功效主治】祛风散寒止痛。适用于外感风寒型三叉神经痛，证见面部阵发性剧痛，畏寒肢冷，身倦乏力。

大黄野菊方治三叉神经痛

【药物组成】生大黄 10 克，野菊花 30 克，柴胡 15 克，细辛 5 克。

【制法用法】将以上 4 味药同入锅中，加水适量，煎煮 30 分钟，去渣取汁，与 3000 毫升开水同入足浴桶中，先熏蒸，后浸泡双足。每晚 1 次，每次 30 分钟，7 天为 1 个疗程。

【功效主治】清肝火，泻胃热。适用于肝胃实火型三叉神经痛，证见面痛且感灼热，常因情绪波动而诱发或加重，烦躁易怒，口苦口渴，大便秘结。

地黄丹皮汤治三叉神经痛

【药物组成】地黄 30 克，牡丹皮 20 克，白芍 15 克，川芎 20 克。

【制法用法】将以上 4 味药同入锅中，加水适量，煎煮 30 分钟，去渣取汁，与 3000 毫升开水同入足浴桶中，先熏蒸，后浸泡双足。每晚 1 次，每次 30 分钟。7 天为 1 个疗程。

【功效主治】滋阴降火。适用于阴虚火旺型三叉神经痛，证见面部抽搐剧痛，颧红烦热。

贴 敷疗法

白香膏治三叉神经痛

【药物组成】白芷、蓖麻仁、乳香、没药各5克。

【制法用法】上药为1次量，共捣烂，再加白酒适量，调成膏状备用。用时取药膏贴敷患侧太阳穴，外用纱布覆盖，胶布固定。每日换药1次，连用3～5天。

【功效主治】祛风通络，活血止痛。适用于三叉神经痛，兼治偏头痛。

艾 灸疗法

【取穴】大脑、小脑、三叉神经、头部、眼、头痛点、牙等反射区，足三里、三阴交、太冲、涌泉、丘墟、行间、内庭等穴。

【操作】艾条点燃，采用悬灸法，每穴灸5～10分钟，每天1次，严重者每天可灸2次。

温 馨提示

保持乐观情绪，避免精神紧张；不吃刺激性食物及海鲜等发物，忌烟酒。

足浴疗法对于本病有一定的效果，配合电针刺激治疗效果更好，近期疗效较显著，但复发率较高。

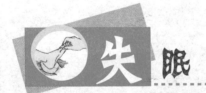

失眠是指经常不易入睡，或睡后易醒，或睡时梦多。引起失眠的原因很多，如情绪激动、精神过度紧张、神经衰弱、过度悲哀和焦虑、过度兴奋、难以解决的困扰、意外打击等，使大脑皮层兴奋与抑制失调，导致难以入睡而产生失眠。中医学认为，不论何种原因导致的失眠，主要的病机都是心、脾、肝、肾功能失调。

床表现

失眠的临床表现一般有以下几种形式：一是难入睡（起始失眠）；二是睡眠浅而易惊醒（间断失眠）；三是睡眠持续时间短，早醒后不能再入睡（早醒失眠）。

 摩疗法

【有效经穴】涌泉、太溪、太冲、三阴交。

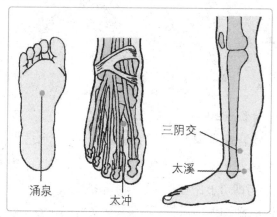

三阴交

太溪

涌泉

太冲

【有效反射区】肾、肾上腺、膀胱、输尿管、脑垂体、腹腔神经丛、甲状腺、甲状旁腺、生殖腺1、生殖2、心、肝、脾、胃、大肠、小肠、失眠点。

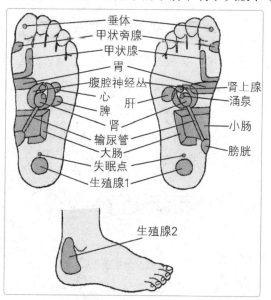

垂体
甲状旁腺
甲状腺
胃
腹腔神经丛　　肾上腺
心　　　　　　涌泉
脾　　肝
肾　　　　　　小肠
输尿管
大肠　　　　　膀胱
失眠点
生殖腺1

生殖腺2

【按摩手法】按揉太溪、太冲、三阴交各30次。点按涌泉100次，以局部感觉发热为度。按揉时要呼吸自然，不要屏气，速度要均匀，每分钟80～100次。依次点按肾、肾上腺、膀胱、脑垂体、生殖腺1、生殖腺2、肝反射区各10次，用力可稍重，以局部酸胀、麻痛为度。推按输尿管反射区50次，方向为足趾朝足跟，频率为每分钟30～50次。依次点按腹腔神经丛、甲状腺、甲状旁腺、心、脾、胃、大肠、小肠、失眠点各5次。重复按摩足底反射区和涌泉穴，治疗结束。

足浴疗法

合欢汤治失眠

【药物组成】合欢皮30克。

【制法用法】将合欢皮择净，放入药罐中，加清水适量，浸泡5～10分钟，水煎取汁，放入足浴盆中，待温时足浴。每晚1次，每次15～30分钟，每2日1剂。足浴后即可上床睡觉，连用7～10天。

【功效主治】解郁安神。适用于情志所伤导致的失眠，证见愤怒忧郁，虚烦不安，健忘。

磁石远志汤治失眠

【药物组成】磁石、荆芥、夜交藤、丹参、独活、远志各15克。

【制法用法】将上药择净，同放入药罐中，加清水适量，浸泡5～10分钟，水煎取汁，放入足浴盆中，待温时足浴。每晚1次，每次15～30分钟，每2日1剂。浴后即可上床睡觉，连用7～10天。

【功效主治】养心安神。适用于失眠多梦等。

黄连肉桂汤治失眠

【药物组成】黄连15克，肉桂5克。

【制法用法】将上药择净，同放入药罐中，加清水适量，浸泡5～10分钟，水煎取汁，待温时足浴。每晚1次，每次15～30分钟，每2日1剂。足浴后即可上床睡觉，连用 7～10 天。

【功效主治】清心安神。适用于失眠多梦。

二仁磁石汤治失眠

【药物组成】酸枣仁、柏子仁、磁石各 30 克，当归、知母各 20 克，朱砂10 克。

【制法用法】将上药择净，同放入药锅中，加适量清水，煎煮 30 分钟，去渣取汁，足浴。每晚睡前 1 次，每次 15～30 分钟，每 2 日 1 剂。

【功效主治】镇静安神。适用于失眠。

贴敷疗法

安神膏治失眠

【药物组成】朱砂、石菖蒲各 50 克，蜂蜜 20 毫升，50% 二甲基亚砜 30毫升。

【制法用法】将朱砂、石菖蒲共研末，过 120 目筛，蜂蜜炼至滴水成珠，混合均匀，制成直径 1 厘米、厚约 2 分钱硬币厚度的药饼，每晚睡前足浴后，贴敷双足涌泉穴，外用胶布固定，并按摩 3～5 分钟，以局部有热、胀感为度。每日 1 次，按摩次数不限，连续 7～10 日。

【功效主治】镇静安神，化痰开窍。适用于失眠。

吴萸肉桂糊治失眠

【药物组成】吴茱萸、肉桂各等份，白酒适量。

【制法用法】将前 2 味药研末，储瓶备用，每次用时取 10 克，炒热，用白酒适量调为糊状，贴敷双足涌泉穴，用纱布包裹固定。每晚 1 次，连续 3～5 日。用前先泡脚，擦干后贴敷。

【功效主治】宁心安神。适用于失眠多梦、噩梦。

艾灸疗法

【取穴】涌泉、太冲、足窍阴、三阴交。

【操作】点燃艾条后，悬于穴位之上，艾条距离皮肤 1~2 厘米进行熏烤，患者不能忍受时稍移开 3~5 秒，待疼痛消失再次熏烤。每穴 10 分钟，以局部明显发红为度，每日 1 次。

温馨提示

心理状态对本病的影响很大，在治疗过程中应当对患者进行适当的心理疏导。

调整并放缓生活节奏，避免精神紧张。

足部按摩每日 1 次，两周为 1 个疗程。如能坚持每天自我按摩，效果会更好。

睡前泡脚既能消除疲劳，又有助于睡眠。

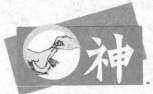 神经衰弱

神经衰弱是由于大脑神经活动长期处于紧张状态，导致大脑兴奋与抑制功能失调而产生的一组以精神易兴奋、情绪不稳定等症状为特点的神经功能性障碍。

神经衰弱属中医"不寐"范畴，多由心脾不足、心虚胆怯、阴虚火旺、胃重不和所引起。

临床表现

失眠、多梦、头昏脑胀、记忆力减退、注意力不集中、情绪不稳、急躁易怒、主观多疑、焦虑忧郁、精神萎靡等。有时还伴有植物神经功能紊乱，出现相庆的症状。

按摩疗法

【有效经穴】足三里、三阴交、丰隆、太冲、太溪、涌泉。

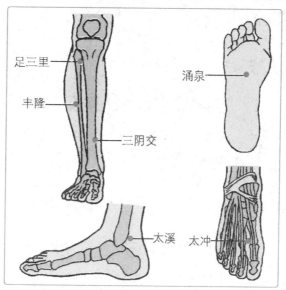

【有效反射区】肾、输尿管、膀胱、大脑、小脑及脑干、垂体、额窦、心、脾、肺及支气管、肝、胃、眼、耳、颈项、甲状腺、生殖腺、内耳迷路、上身淋巴结、下身淋巴结。

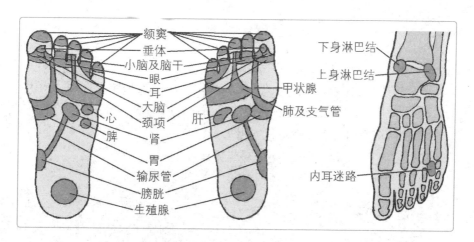

【按摩手法】用重度手法按揉足三里、三阴交、丰隆、太冲、太溪、涌泉穴各100次。用中等力度手法按压肾、膀胱、大脑、小脑及脑干、内耳迷路、

垂体、甲状腺反射区各 100 次。按摩额窦、心、肝、肺及支气管、脾、眼、耳、颈项反射区各 50 次，点按生殖腺、上身淋巴结、下身淋巴结反射区各 50 次，推按输尿管反射区 100 次。按摩时，速度要均匀，力量要适中，以局部有酸麻、胀痛感为度。每日 1 次，30 天为 1 个疗程。

足浴疗法

朱砂安神汤治神经衰弱

【药物组成】朱砂、黄连、生地黄、当归各 12 克，炙甘草 9 克。

【制法用法】将上药放入药锅中，加适量清水，煎煮 30 分钟，去渣取汁，足浴。每日 1 次，每次 30 分钟。

【功效主治】镇心安神，清热养阴。适用于神经衰弱。

桂枝甘草龙牡汤治神经衰弱

【药物组成】桂枝、甘草各 9 克，龙骨、牡蛎各 12 克，炙甘草 6 克。

【制法用法】将上药放入药锅中，加适量清水，煎煮 30 分钟，去渣取汁，足浴。每日 1 次，每次 30 分钟。

【功效主治】温通心阳，镇静安神，兼祛痰浊。适用于神经衰弱。

黄连肉桂汤治神经衰弱

【药物组成】黄连 15 克，肉桂 5 克。

【制法用法】将上药择净，同放入药罐中，加清水适量，浸泡 5～10 分钟，，水煎取汁，放入足浴盆中，待温时足浴。每晚 1 次，每次 15～30 分钟，每 2 日 1 剂。浴后即可上床睡觉，连用 7～10 天。

【功效主治】清心安神。适用于神经衰弱。

贴敷疗法

吴萸肉桂糊治神经衰弱

【药物组成】吴茱萸、肉桂各等份，白酒适量。

【制法用法】将前2味药研末，储瓶备用，每次取10克，炒热，用白酒调为糊状，贴敷双足涌泉穴，外用纱布包裹固定。每晚1次，连续3~5日。用前先泡脚，擦干后贴敷。

【功效主治】宁心安神。适用于失眠，证见多梦、噩梦。

艾灸疗法

【取穴】行间、太溪、三阴交。

【操作】点燃艾条后，悬于穴位之上，艾火距离皮肤2厘米左右进行熏烤，中重度刺激，至局部皮肤发红，每穴灸10分钟，每日1次。

温馨提示

　　避免长期紧张、繁重的工作，注意劳逸结合，有张有弛，必要时减轻学习或工作量，待病情缓解后，再恢复原来的学习和工作。

　　多食有镇静安神作用的食物，如酸枣仁、龙眼肉、大枣、小麦、百合、莲子、猪心、羊心等。

 神经麻痹

　　面神经麻痹通常是指一侧面神经周围损害，引起该侧面肌瘫痪。常见病因为面神经炎。面神经炎是指面神经管内段发生非化脓性炎症，导致面神经缺血、水肿、受压迫导致麻痹。本病多发于青壮年人，以男性居多，常在受凉后突然发病，多数病人在起病后1~3个月内恢复，部分病人恢复不完全，出现面神经麻痹后遗症。

临**床表现** ●

大多数急性发作，突然一侧面部表情肌瘫痪，前额皱纹消失，眼裂扩大，鼻唇沟变浅，口角下垂，面部被牵向健侧。病侧不能作蹙眉、闭目、露齿、鼓颊等动作。闭目不紧，露睛流泪，咀嚼食物时常滞留在患侧齿颊之间。饮水、漱口时水由患侧口角漏出。

按**摩疗法** ●

【有效经穴】足三里、阳陵泉、陷谷、冲阳。

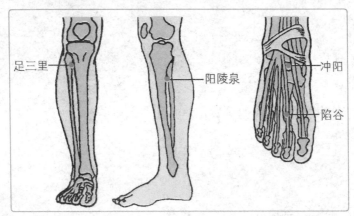

【有效反射区】肾、输尿管、膀胱、肺及支气管、大脑、颈项、上颌、下颌、鼻、眼、耳。

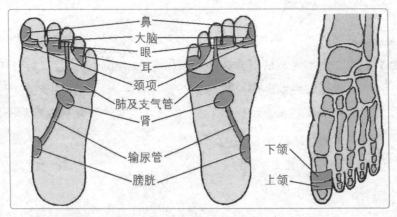

【按摩手法】用重度手法依次按揉足三里、阳陵泉、陷谷、冲阳穴各

100 次。用中重度手法依次按肾、膀胱、肺及支气管、大脑反射区各 100 次，推按输尿管反射区 50 次；用中度手法按压颈项、上颌、下颌、鼻、眼、耳反射区各 50 次。按摩时，速度要均匀，力度要适中，以局部有酸麻、胀痛感为度。每日 1 次，10 次为 1 个疗程。

足浴疗法

白附子全蝎汤治面神经麻痹

【药物组成】白附子、全蝎各 10 克，僵蚕、皂角刺各 20 克，冰片 2 克。

【制法用法】将前 4 味药入锅中，加水适量，煎煮 30 分钟，去渣取汁，加入冰片，待冰片溶化后，与 3000 毫升开水同入足浴桶中，先熏蒸，后浸泡双足。每晚 1 次，每次 30 分钟。

【功效主治】祛风活血通络。适用于面神经麻痹。

白僵蚕防风汤治面神经麻痹

【药物组成】制白僵蚕 12 克，防风、羌活、白芷、蝉蜕各 9 克，白附子、甘草各 6 克，蜈蚣 3 条。

【制法用法】将上药放入药锅中，加适量清水，煎煮 30 分钟，去渣取汁，足浴。每日 1 次，每次 30 分钟。

【功效主治】祛风散寒，息风止痉。适用于面神经麻痹。

桃仁防风汤治面神经麻痹

【药物组成】桃仁 15 克，红花 10 克，防风 20 克，白酒 30 毫升。

【制法用法】将前 3 味药入锅加水适量，煎煮 30 分钟，去渣取汁，加入白酒后，与 3000 毫升开水同入足浴桶中，先熏蒸，后浸泡双足。每晚 1 次，每次 30 分钟。

【功效主治】祛风活血通络。适用于面神经麻痹。

芪风牵正汤治面神经麻痹

【药物组成】黄芪 50 克，防风 25 克，甘草 15 克，蜈蚣（焙）2 条，蝎尾（焙）5个。

【制法用法】将上药放入药锅中，加适量的清水，煎煮30分钟，去渣取汁，足浴。每日1次，每次30分钟。

【功效主治】益气散风，祛风通络。适用于面神经麻痹。

贴 敷 疗 法

治㖞膏治面神经麻痹

【药物组成】猪牙皂、樟脑各30克，麝香0.3克。

【制法用法】将猪牙皂研为细末，与樟脑、麝香同研和匀，加香油适量，调和成糊状，用时取药膏适量，于临睡前涂敷。先用温肥皂水洗净患侧面部，再将上药敷贴地仓至下关穴之间。宽约一横指，用纱布覆盖，胶布固定。次日清晨取下。每日1次，至愈为度。

【功效主治】祛风通络。适用于面神经麻痹，口眼㖞斜。

艾 灸 疗 法

【取穴】大脑、小脑、三叉神经、头部、眼、头痛点、牙等穴区及足三里、三阴交、太冲、涌泉、丘墟、行间、侠溪等穴。

【操作】艾条点燃，采用悬灸法，每穴灸5~10分钟，每天1次，严重者每天可灸2次。

温 馨 提 示

　　患侧面部要保温，不要用冷水洗脸和漱口，避免长时间说话，看书学习时间不能过久，注意休息。

　　在恢复期积极进行功能锻炼，如对镜做蹙眉、皱鼻、露齿、闭眼、拉口角等面部表情肌锻炼，加快康复进程。

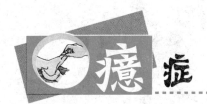 癔症

癔症是一种常见的神经官能症，好发于青壮年女性，发病诱因常为精神创伤。颅脑外伤、某些躯体疾病、月经期、疲劳、健康状况不良等均易促发本病。本病预后一般良好，但易反复发作。癔症患者具有强烈多变的情感、高度暗示性和自我显示性，特别富于幻想。

临床表现

痉挛抽搐、偏瘫或截瘫；或狂叫乱呼，捶胸顿足；或纵声高歌，尽情说笑，不管地点场合时间等；或装神扮鬼，矫揉造作，无尊无幼等。

按摩疗法

【有效经穴】阳陵泉、丰隆、太冲、照海、涌泉、太溪、侠溪、安眠。

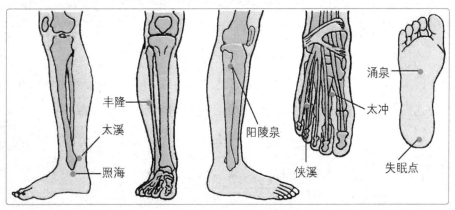

丰隆
太溪
照海
阳陵泉
涌泉
太冲
侠溪
失眠点

【有效反射区】腹腔神经丛、肾、输尿管、膀胱、肾上腺、大脑、额窦、小脑及脑干。

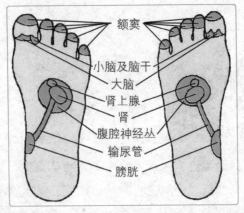

额窦
小脑及脑干
大脑
肾上腺
肾
腹腔神经丛
输尿管
膀胱

【按摩手法】按揉阳陵泉、丰隆、太冲、照海、涌泉、太溪、侠溪、安眠穴各50次，力度以局部酸胀、麻痛为度。由上而下揉按腹腔神经丛、小脑及脑干、大脑反射区，每个反射区按摩1~2分钟，每日2次。对位于双足五趾靠前端的额窦反射区，蹰趾尖由里向外方向刮压3次，其余足趾各点按1分钟左右，每日2次。由足趾向足跟方向按摩肾、输尿管、膀胱、肾上腺反射区各2~3分钟，每日2次。

足浴疗法

丹参杜仲汤治癔症

【药物组成】丹参、杜仲、木瓜、当归各15克，红花、香附、芒硝、陈皮、桑枝各10克，艾叶20克，小茴香5克。

【制法用法】将上药入锅中，加水适量，煎煮30分钟，与开水同入足浴桶中，先熏蒸，后浸泡双足。每晚临睡前1次。15天为1个疗程。

【功效主治】清热安神。适用于癔症。

艾桂白芷汤治癔症

【药物组成】艾叶20克，肉桂、白芷各10克。

【制法用法】将上药放入药锅中，加适量水，煎煮30分钟，去渣取汁。取一块洁净的纱布浸泡药汁，擦洗双足涌泉穴。每日1次，每次10~20分钟。

【功效主治】引火归元。适用于虚火上浮型癔症。

贴敷疗法

参志百合膏治癫症

【药物组成】丹参、远志各12克，百合6克，米醋适量。

【制法用法】前3味药共研细末，加米醋调为膏状，敷贴双足涌泉穴、三阴交穴。每日1次。

【功效主治】宁心安神。适用于情志内伤型癫症。

艾灸疗法

【取穴】足三里、三阴交、中隆、太溪等穴。

【操作】点燃艾条后，悬于穴位之上，艾火距离皮肤2厘米左右进行熏烤，重度刺激，至局部皮肤发红，每穴灸10分钟，每日1次。

温馨提示

足浴疗法对防止癫症发作效果较好。按摩手法要强刺激。

保持心情舒畅，适当参加体育锻炼，可避免本病发作。

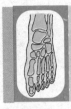 **七、妇科疾病**

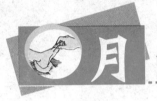 经不调

月经不调是指月经的周期、血量、血色存在异常，包括月经先期、月经后期、月经先后不定期、月经过多、月经过少等。主要是肾、肝、脾功能失调，气血运行紊乱所致。是妇科常见病、多发病。

临床表现

❶ 月经先期：月经来潮提前 7 天以上，甚至每月 2 潮。

❷ 月经后期：月经来潮推后 7 天以上，甚至每隔 40～50 天 1 潮。

❸ 月经先后无定期：月经不按时来潮，或先或后。

❹ 月经过多：月经周期正常，而月经量明显超过正常月经。

❺ 月经过少：月经周期基本正常，而月经量明显减少，或行经时间缩短，甚至点滴即净。

按摩疗法

【有效经穴】太冲、涌泉、足三里、三阴交、隐白、地机。

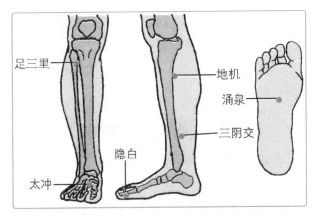

【有效反射区】肾、肝、脾、肾上腺、输尿管、膀胱、肺、垂体、心、甲状腺、生殖腺、子宫、子宫颈、腹腔神经丛。

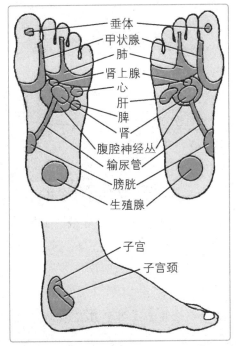

【按摩手法】按揉太冲、涌泉、足三里、三阴交、隐白、地机各50次，按摩力度以局部酸胀、麻痛为度；依次点按肾、肝、脾、肾上腺、膀胱反射区各100次，力度以局部酸胀、麻痛为度；由足趾向足跟方向推按输尿管反射区100次，频率以每分钟30~50次为宜；由足内侧向足外侧推按肺反射区100次，要求同上；点按垂体、心、生殖腺、子宫、子宫颈、腹腔神经丛反射

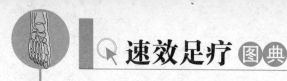
区各100次，要求力度以局部酸胀、麻痛为度；由足跟向足趾方向推按甲状腺反射区100次，频率以每分钟30~50次为宜。

足浴疗法

活血止痛汤治月经不调

【药物组成】益母草、香附各2克，乳香、没药、夏枯草各20克。

【制法用法】将上药同入锅中，加水适量，煎煮30分钟，去渣取汁2000毫升，温洗双足。每日1次，每次15~20分钟。

【功效主治】活血化瘀，调经止痛。适用于月经不调，证见月经或前或后，或痛或血块。

益母夏枯汤治月经不调

【药物组成】益母草30克，夏枯草30克。

【制法用法】将上药同入锅中，加水适量，煎煮30分钟，去渣取汁2000毫升，足浴。每日2次，每次20~30分钟。

【功效主治】活血化瘀。适用于月经不调。

艾叶干姜汤治月经不调

【药物组成】艾叶50克，干姜40克，桂枝、生姜各30克，细辛10克。

【制法用法】将上药同入锅中，加水适量，煎煮30分钟，去渣取汁，倒入足浴桶中，待药温40℃左右时，浸泡双足30分钟。每晚1次，10天为1个疗程。

【功效主治】温经散寒止痛。适用于月经不调，证见月经延后，月经量少，闭经。

青橘郁金汤治月经不调

【药物组成】青皮、郁金各30克，橘皮40克，橘核50克，川芎20克。

【制法用法】将上药同入锅中，加水适量，煎煮30分钟，去渣取汁，倒入足浴桶中。待药温40℃左右时，浸泡双足30分钟。每晚1次，10天为1个疗程。

【功效主治】疏肝理气，解郁调经。适用于月经不调，证见月经先后不定期、月经量或多或少。

贴 敷疗法

香附血藤糊治月经不调

【药物组成】香附、鸡血藤各20克，白芍、木通、牛膝各12克，牡蛎、三棱各10克，凡士林适量。

【制法用法】将前7味药共研细末，加凡士林适量调为膏状，敷贴双足涌泉穴。每日1次，连用3～5日。

【功效主治】疏肝行气，活血养血。适用于月经不调，证见月经或前或后，或脐腹疼痛，或伴血块。

艾 灸疗法

【取穴】脑垂体、肾上腺、肾、膀胱、肝、脾、子宫、生殖腺、下腹部、尿道及阴道、腰椎、骶骨等反射区，足三里、三阴交、太冲、涌泉等穴，注意辨证取穴实施灸法。

【操作】月经延迟多用灸法。将艾条点燃，采用温和灸法，每穴灸10分钟，每日1次。也可采用艾炷灸，将艾炷（如花生米大小）直接置于穴位上，点燃施灸，当艾炷燃至接近皮肤，患者感到灼痛时将艾炷移开，再加另1壮，如此反复操作，每穴6壮，以皮肤潮红不起疱为度，每隔3天灸1次，7次为1个疗程，疗程中间休息3～5天，月经期暂停。

温馨提示

于月经来潮前1周进行足浴疗法调经，连续治疗几个月，可有良效。注意月经期卫生，少吃生冷或刺激性食品，保持心情舒畅。

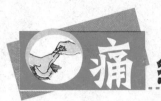 痛 经

痛经是指妇女在月经期和月经期前后，下腹出现周期性疼痛。痛经又称"经行腹痛"，是女性常见病之一，分为原发性、继发性两种。原发性痛经患者无明显器质性病变，大多发生于月经初潮后2~3年的青春期少女或已生育的年轻妇女；继发性痛经患者生殖器官常有器质性病变，如慢性盆腔炎、子宫肌瘤、子宫内膜异位症等病史。

临床表现

乳房胀痛、胸闷烦躁、悲伤易怒、恶心呕吐、面色苍白、四肢冰凉、倦怠乏力、肛门坠胀、心惊失眠等症状。

按摩疗法

【有效经穴】太冲、大敦、公孙、然谷、涌泉。

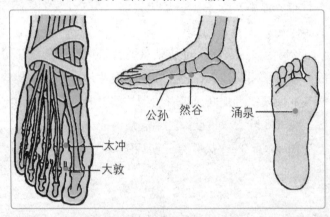

公孙　然谷　涌泉
太冲
大敦

【有效反射区】垂体、生殖腺、甲状腺、肺及支气管、心、肝、肾、肾上腺、脾、腹腔神经丛、下腹部、子宫、膀胱。

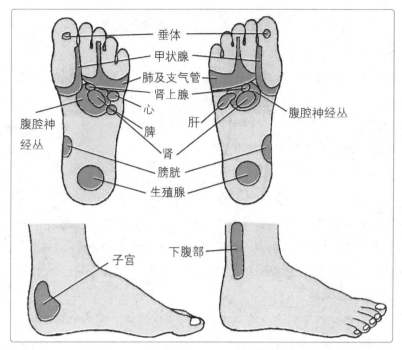

垂体
甲状腺
肺及支气管
肾上腺
心
脾
肾
膀胱
生殖腺
腹腔神经丛
肝
腹腔神经丛
子宫
下腹部

【按摩手法】按揉太冲、公孙、然谷穴各30～50次；掐按大敦穴30～50次，力度适中；点揉涌泉穴100次，力度稍重。点按垂体、肾上腺反射区各30～50次，力度适中；重点推按肺及支气管、甲状腺、子宫、下腹部反射区各50～100次；按揉子宫、生殖腺、膀胱、肾、心、肝、脾反射区各30～50次；推压腹腔神经丛反射区30～50次。

足浴疗法

当归益母草汤治痛经

【药物组成】当归、川芎、白芍、熟地黄各10克，益母草20克。

【制法用法】将上药择净，放入药罐中，加入清水适量，浸泡5～10分钟，水煎取汁，放入足浴盆中，待温度适宜时足浴。每日2次，每次30分钟，每日1剂，连用2～3天。

【功效主治】养血化瘀。适用于痛经。

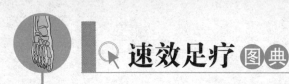

香附柴胡汤治痛经

【药物组成】香附子30克，柴胡10克。

【制法用法】将上药择净，放入药罐中，加清水适量，浸泡5~10分钟，水煎取汁，放入足浴盆中，待温时足浴。每日2次，每日1剂，连用3~5剂。于月经来潮前1周开始使用，连用2~3个月经周期。

【功效主治】疏肝理气。适用于肝郁气滞型痛经。

艾叶生姜方治痛经

【药物组成】艾叶60克，生姜30克，当归15克，川芎20克。

【制法用法】将上药同入锅中，加水适量，煎煮30分钟，去渣取汁，放入足浴桶中，先熏蒸，后浸泡双足30分钟。每晚1次，于月经来潮前10天开始，直至月经结束。

【功效主治】温经散寒，活血止痛。适用于痛经，证见小腹疼痛，月经色黯黑夹血块，畏寒肢冷。

丹参小茴香汤治痛经

【药物组成】丹参60克，小茴香15克，艾叶30克，桃仁10克。

【制法用法】将上药同入锅中，加水适量，煎煮30分钟，去渣取汁，放入足浴桶中，先熏蒸，后浸泡双足30分钟。每晚1次，于月经来潮前10天开始，直至月经结束。

【功效主治】温经散寒，活血止痛。适用于痛经，证见小腹疼痛，月经色黯黑夹血块，畏寒肢冷。

贴 敷疗法

芥子糊治痛经

【药物组成】白芥子12克，面粉、米醋各适量。

【制法用法】将白芥子研为细末，加面粉适量，用米醋调为糊状，敷贴双足涌泉穴，用纱布包裹固定。每日1次。可配合敷贴八髎、关元穴。

【功效主治】温经止痛。适用于痛经。

艾灸疗法

【取穴】脑垂体、肾上腺、肾、膀胱、甲状旁腺、前列腺或子宫、生殖腺、下腹部、尿道及阴道等反射区，足三里、三阴交、太溪、太冲等穴。注意辨证取穴实施灸法。

【操作】艾条点燃，采用温和灸法，每穴灸15分钟，每日1次，以愈为期。

温馨提示

加强锻炼，增强体质，注意劳逸结合。
消除对月经来潮的恐惧、紧张情绪。
月经期避免剧烈运动，忌食生冷酸涩食物。
注意经期卫生。

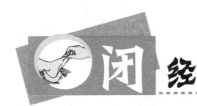

闭经

闭经是妇科常见病，可以分为原发性、继发性两种。年过16岁仍未行经，称为原发性闭经；月经初潮来潮并建立正常月经周期后，直到正常绝经期以前的任何时间内，月经闭止超过3个周期以上，称为继发性闭经。

临床表现

无月经或月经停止，兼有形体瘦弱、面色苍白、头昏目眩、精神疲倦、小腹部硬满胀痛、大便干燥、忧郁恼怒等。

按摩疗法

【有效经穴】足三里、血海、三阴交、地机、承山、太冲、太溪、公孙、足临泣、太白、至阴。

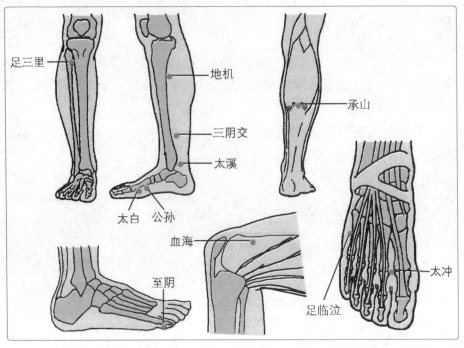

【有效反射区】腹腔神经丛、肾、输尿管、膀胱、垂体、子宫、卵巢、肾上腺。

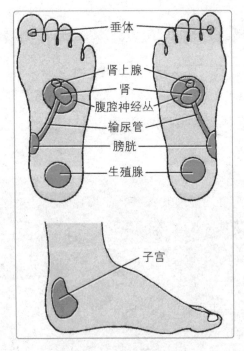

【按摩手法】用轻度手法按揉足三里、三阴交、血海、地机、承山、太冲、太溪、公孙、足临泣、太白、至阴穴各 50 次。按摩时，速度要均匀，力度要适中，以局部有酸胀、麻痛感为度。用中重度手法依次点按腹腔神经丛、肾、膀胱反射区各 100 次；用中重度手法按压垂体、子宫、卵巢、肾上腺反射区各 50 次；用重度手法推按输尿管反射区 50 次。每日 1 次，于月经来潮前 1 周开始治疗，3 个月经周期为 1 个疗程。

浴疗法

桃仁红花汤治闭经

【药物组成】桃仁、红花、生地黄、当归、赤芍、五灵脂、大黄、牡丹皮、茜草、木通各 15 克。

【制法用法】将上药择净，研为细末，装瓶备用。每次取药末 10 ~ 30 克，加适量清水，煎煮 30 分钟，待温度适宜时足浴，每晚 1 次，连用 2 ~ 3 月。

【功效主治】活血化瘀。适用于血瘀型闭经。

艾叶干姜方治闭经

【药物组成】艾叶 50 克，干姜 40 克，桂枝 30 克，细辛 10 克，生姜 30 克。

【制法用法】将上药同入锅中，加水适量，煎煮 30 分钟，去渣取汁，放入足浴桶中，待药温 40℃左右时足浴。每晚 1 次，10 天为 1 个疗程。

【功效主治】温经散寒止痛。适用于月经延后、月经量少、闭经。

牛膝归柴汤治闭经

【药物组成】牛膝 20 克，当归、柴胡各 12 克，白术、白芍、茯苓各 10 克，薄荷 3 克，三棱 6 克。

【制法用法】将上药放入锅中，加水适量，煎煮 30 分钟，薄荷最后放，去渣取汁，足浴。每日 1 ~ 2 次，每次 20 ~ 30 分钟。

【功效主治】疏肝理气，活血通络。适用于闭经。

益母草艾膝汤治闭经

【药物组成】益母草、艾叶、牛膝各10克。

【制法用法】将上药择净，放入药罐中，加清水适量，浸泡5～10分钟，水煎取汁，放入足浴盆中，待温度适宜时足浴。每日2次，每次30分钟，每2日1剂，连用2～3月。

【功效主治】活血通经。适用于闭经。

贴 敷疗法

桃红半夏糊治闭经

【药物组成】桃仁、半夏各12克，红花6克，姜汁、米醋（或白酒）适量（任选一种）。

【制法用法】将前3味药共研成细末，用姜汁、米醋（或白酒）调为糊状，敷贴双足涌泉穴、肚脐、腰骶部。每日1次，连用5～7日。

【功效主治】化痰通络。适用于气滞痰凝型闭经。

艾 灸疗法

【取穴】脑垂体、肾上腺、肾、膀胱、脾、子宫、卵巢等反射区，足三里、三阴交、太冲等穴，注意辨证取穴实施灸法。

【操作】艾条点燃，采用温和灸法，每穴灸10～20分钟，每日或隔日灸1次。

温馨提示

　　足浴疗法对功能失调性闭经疗效较好，而由器质性病变引起的闭经，必须治愈原发病。

　　闭经是月经病中较为严重的一种，病因复杂，病程较长。故停经3个月就应当开始治疗。月经延迟、月经量少者，易发展为闭经。

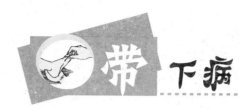带下病

正常女子阴道内流出一种黏稠液体，如涕如唾，绵绵不断，称为白带。女子性发育成熟后，在月经期前后或妊娠初期，白带可相应增多，不作病论；若带下量多，色、质、气味发生变化或伴全身症状，即为带下病。

临床表现

白带增多，伴有头痛口苦、外阴瘙痒，或者精神疲倦、食欲不振、大便稀溏，或者腰酸、小腹冷痛、腿软无力。

按摩疗法

【有效经穴】涌泉、太溪、太冲、三阴交、足三里、公孙、足临泣。

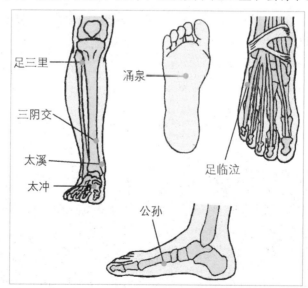

【有效反射区】肾、肾上腺、输尿管、膀胱、肺、肝、脾、子宫、子宫颈、阴道、生殖腺、腹腔神经丛、腹部淋巴结、盆腔淋巴结。

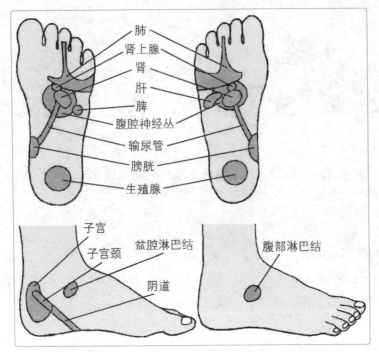

【按摩手法】按揉涌泉、太溪、太冲、三阴交、足三里、公孙、足临泣穴各 30 次，按摩力度以局部酸胀、麻痛为度；依次点按肾、肾上腺、膀胱反射区各 100 次，要求同上；由足趾向足跟方向推按输尿管反射区 100 次，推按频率以每分钟 30～50 次为宜；由足内侧向足外侧推按肺反射区 50 次，推按速度同上；点按肝、脾、子宫、子宫颈、阴道、生殖腺、腹腔神经丛、腹部淋巴结、盆腔淋巴结反射区各 50 次，以局部酸胀、麻痛为度。

足浴疗法

鸡冠花车前草汤治带下病

【药物组成】鸡冠花 50 克，车前草 60 克，山栀 15 克，苦参 30 克。

【制法用法】将上药同入锅中，加水适量，煎煮 30 分钟，去渣取汁。取 1/4 药液与温开水同入足浴盆中，作阴部熏洗坐浴。剩下的 3/4 药液与 3000 毫升开水同入足浴桶中，先熏蒸，后浸泡双足。每晚 1 次，每次 30 分钟，7 天为 1 个疗程。

【功效主治】清利湿热。适用于湿热型带下病，证见带下色黄、质稠、有气味，阴道发痒或有红肿、灼热刺痛。

苍白术车前子方治带下病

【药物组成】苍术、白术各 30 克，山药 20 克，车前子 50 克，橘皮 40 克。

【制法用法】将以上药物同入锅中，加水适量，煎煮 30 分钟，去渣取汁。取 1/4 药液与温开水同入足浴盆中，作阴部熏洗坐浴。剩下的 3/4 药液与 3000 毫升开水同入足浴桶中，先熏蒸，后浸泡双足。每晚 1 次，每次 30 分钟，7 天为 1 个疗程。

【功效主治】健脾利湿。适用于脾虚型带下病，证见带下色白或淡黄、质稀、无气味，面色白，食少，头昏，乏力。

透骨草公英汤治带下病

【药物组成】透骨草 10 克，蒲公英、马齿苋、紫花地丁、防风、羌活、独活各 5 克，艾叶 6 克，甘草 3 克。

【制法用法】将上药择净，放入药罐中，加清水适量，浸泡 5～10 分钟，水煎取汁，放入足浴盆中，先熏蒸阴部，待温度适宜时坐浴并足浴。每日 2 次，每次 30 分钟，每日 1 剂，连用 5～7 天。

【功效主治】清热解毒，祛风燥湿。适用于带下病，证见带下黄稠伴阴痒者。

参柏枯矾汤治带下病

【药物组成】苦参、蛇床子、黄柏各 30 克，花椒、枯矾各 10 克。

【制法用法】将上药洗净，放入药罐中，加清水适量，浸泡 5～10 分钟，水煎取汁，放入足浴盆中，加入明矾溶化，先熏蒸阴部，待温度适宜时坐浴并足浴。每日 1～2 次，每次 30 分钟，2 日 1 剂，连用 7～10 剂。

【功效主治】清热解毒。适用于带下病。

贴 敷疗法

大海龙膏治带下病

【药物组成】大海龙 1 对，生附子 75 克，穿山甲、锁阳、冬虫夏草、高丽参、川椒、母丁香各 15 克，香油 1000 毫升，黄丹 325 克，阳起石、麝香各 25 克。

【制法用法】将上药按中药传统加工方法炼制成膏。每次取 3 克，摊如铜钱大，敷贴双足涌泉穴。每天 1 换。

【功效主治】温阳益气。适用于下元虚损型带下病。

艾 灸疗法

【取穴】肾上腺、肾、膀胱、脾、子宫、卵巢等反射区；带脉、足三里、三阴交、隐白等穴，注意辨证取穴实施灸法。

【操作】患者取适宜体位，术者右手如持笔写字状拿艾条，使艾条与局部皮肤成 45°角，将艾条的一端点燃对准穴位，点燃的艾头与皮肤的距离约 1 寸左右，以局部温热、泛红但不致烫伤为度。施艾条温和灸，每穴灸 15 分钟，每日 1 次。

温馨提示

本病多数由生殖系统炎症引起，治疗以药物消炎抗菌为主。

注意月经期卫生，保持外阴清洁。适寒温，慎起居，调饮食。

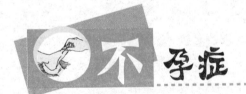 不 孕症

不孕症是指夫妇同居 2 年以上，有正常性生活、未避孕但未孕，或者曾有生育或流产，但又连续 2 年以上不怀孕。

不孕症的病因是多方面的，主要原因有精神紧张，过度焦虑，环境变化，过度营养或重度营养不良，内分泌失调，急慢性传染病，吸烟过多，饮酒过量，体力过度消耗，工作负担过重，子宫、卵巢或输卵管疾病等。

临床表现

现代医学认为，不孕症多数由卵巢功能失调、子宫病变、输卵管不通，以及其他慢性病如甲状腺功能低下、结核病等引起。

中医学认为，不孕症是因禀赋虚弱、肾气不足而冲任亏损、气血失调，又遇风寒侵袭，或痰闭胞宫，或瘀阻胞络所致。

按摩疗法

【有效经穴】涌泉、太溪、照海、太冲、行间、阳陵泉、足三里、上巨虚、下巨虚、三阴交。

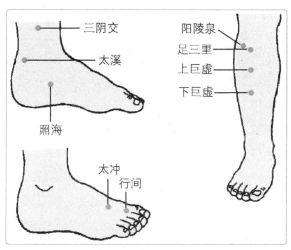

【有效反射区】肾、肾上腺、生殖腺1、生殖腺2、输尿管、膀胱、肺、阴道、子宫、下腹部、腹股沟、垂体、甲状旁腺、大脑、乳房、肝、胆、脾、胃、甲状腺、小肠、大肠、脊椎。

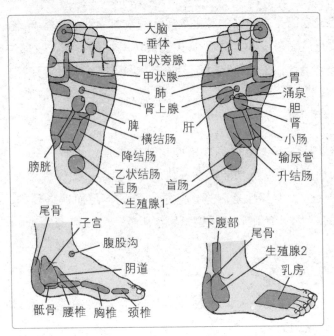

【按摩手法】按揉涌泉、太溪、照海、太冲、行间、阳陵泉、足三里、上巨虚、下巨虚、三阴交各30次。依次点按肾、肾上腺、生殖腺1、生殖腺2、膀胱反射区各100次，按摩力度以局部酸胀、麻痛为度。由足趾向足跟方向推按输尿管反射区100次，推按频率以每分钟30~50次为宜。由足内侧向足外侧推按肺反射区50次。点按阴道、子宫、下腹部、腹股沟、垂体、甲状旁腺、大脑、乳房、肝、胆、脾、胃反射区各100次。由足跟向足趾方向推按甲状腺反射区50次。向足跟方向依次推按颈椎、胸椎、腰椎、骶骨、尾骨反射区30遍，各穴连起来推按1次为一遍。从足趾向足跟方向推按小肠反射区50次，由足跟向足趾方向推按升结肠反射区50次，从右向左推按横结肠反射区50次，从足趾向跟方向推按降结肠反射区50次，从足外侧向足内侧推按乙状结肠、直肠反射区50次，依次进行。重复做足底反射区推拿，次数减半，结束治疗。

足浴疗法

参归橘皮汤治不孕症

【药物组成】人参叶15克，当归20克，橘皮30克，龙眼壳40克。

【制法用法】将上药同入锅中，加水适量，煎煮30分钟，去渣取汁，放入足浴桶中，先熏蒸，后浸泡双足30分钟。每晚1次，30天为1个疗程。

【功效主治】益气养血。适用于气血两虚型不孕症，证见婚后不孕，月经后期，量少色淡，甚至闭经，面色无华，头晕眼花，心慌乏力，失眠健忘。

苍术苡仁方治不孕症

【药物组成】苍术、石菖蒲各30克，薏苡仁50克，白术20克，川芎15克。

【制法用法】将上药同入锅中，加水适量，煎煮30分钟，去渣取汁，放入足浴桶中，先熏蒸，后浸泡双足30分钟。每晚1次，30天为1个疗程。

【功效主治】燥湿，化痰，调经。适用于痰湿内阻型不孕症，证见婚后不孕，月经稀少甚至闭经，形体肥胖，面色苍白，胸闷痰多，神疲乏力，月经延后，带下色白质稀，大便稀溏不成形，苔白腻，脉细滑。

女贞子旱莲草汤治不孕症

【药物组成】女贞子60克，旱莲草50克，桑葚子40克，潼蒺藜20克。

【制法用法】将以上药物同入锅中，加水适量，煎煮30分钟，去渣取汁，倒入足浴桶，先熏蒸，后浸泡双足30分钟。每晚1次，30天为1个疗程。

【功效主治】滋补肝肾。适用于肝肾阴虚型不孕症，证见婚后不孕，月经先期，或月经周期正常，但经量偏少色红，形体消瘦，腰膝酸痛，内心烦热，心悸失眠，口燥咽干，大便干结。

何首乌汤治不孕症

【药物组成】制何首乌50克，桑葚子30克，黄精20克，黑芝麻叶60克。

【制法用法】将以上药物同入锅中，加水适量，煎煮30分钟，去渣取汁，放入足浴桶中，先熏蒸，后浸泡双足30分钟。每晚1次，30天为1个疗程。

【功效主治】滋补肝肾。适用于肝肾阴虚型不孕症，证见婚后不孕，月经先期，或月经周期正常，但经量偏少色红，形体消瘦，腰膝酸痛，内心烦热，心悸失眠，口燥咽干，大便干结。

贴 敷疗法

桃红半夏糊治不孕症

【药物组成】桃红、半夏各 12 克，红花 6 克，姜汁、米醋或白酒适量（任选一种）。

【制法用法】前 3 味药共研成细末，用姜汁、米醋或白酒调为糊状，敷贴双足涌泉穴、肚脐、腰骶部。每日 1 次，连用 5～7 日。

【功效主治】化痰通络。适用于不孕症。

牛膝归柴糊治不孕症

【药物组成】牛膝 20 克，当归、柴胡各 12 克，白术、白芍、茯苓各 10 克，薄荷 3 克，三棱 6 克，凡士林适量。

【制法用法】将前 8 味药共研成细末，每次取适量，加凡士林调为糊状，敷贴双足涌泉穴。每日 1 次，连用 5～7 日，至月经来潮为度。

【功效主治】疏肝行气，活血通络。适用于不孕症。

艾 灸疗法

【取穴】脑垂体、肾上腺、肾、膀胱、阴道、肝、子宫、卵巢等反射区，足三里、三阴交、太溪等穴，注意辨证取穴实施灸法。

【操作】采用艾条悬灸，距离穴位约 2 厘米，每穴灸 15～20 分钟，每天灸 1 次，可以艾灸 10 天，休息 1～2 天，坚持 1～2 月。

温馨提示

增强体质，加强营养，积极治疗全身性慢性病，戒烟戒酒等都有利于不孕症患者恢复生育能力。

治疗的同时，患者要消除紧张心理，解除思想负担，积极参加适合自身的体育锻炼，劳逸结合。

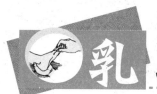 腺小叶增生

乳腺是受内分泌影响的器官，在每一次月经周期里，雌激素、黄体素周期性导致乳腺组织增生与复旧的变化。如果雌激素产生过多，与黄体素的比例失衡，乳腺组织增生后复旧不全，造成乳腺结构紊乱，称为乳腺小叶增生。多发生在20～40岁女性，乳房呈周期性胀痛，常与月经周期有关。

临床表现

一侧或两侧乳房胀痛，轻者如针刺样，可波及到肩部、上肢或胸背部。一般月经来潮前疼痛更加明显，月经来潮后疼痛减轻或消失。乳房内有散在的圆形结节，大小不等，质韧而不硬，有时触之疼痛，多为轻触痛。少数患者可出现乳头溢液，多为棕色浆液性液体。

按摩疗法

【有效经穴】足三里、三阴交、太冲、行间。

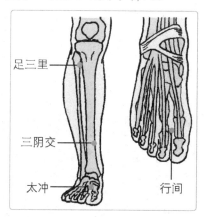

足三里

三阴交

太冲　　　　　　　　行间

【有效反射区】肾、输尿管、肾上腺、膀胱、垂体、卵巢、子宫、甲状腺、甲状旁腺、胸、肝、肺及支气管、脾、心、胸腺、上身淋巴结、下

身淋巴结、胸椎、腰椎。

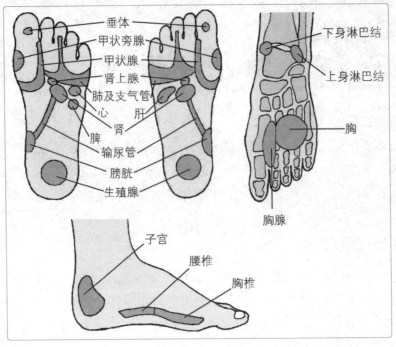

【按摩手法】用重度手法按揉足三里、三阴交、太冲、行间穴各100次；用中重度手法依次点压肾、肾上腺、膀胱、垂体、卵巢、子宫、甲状腺、甲状旁腺反射区各100次；用中度手法推按输尿管、肺及支气管、胸椎、腰椎反射区各50次；用中重度手法依次按压胸、肝、肺及支气管、脾、心、胸腺、上身淋巴结、下身淋巴结反射区各100次。按摩时，速度要均匀，力度要适中，以局部有酸胀、麻痛感为度。每日1次，10次为1个疗程。

足浴疗法

金橘青皮汤治乳腺小叶增生

【药物组成】金橘叶60克，青皮20克，醋30毫升。

【制法用法】将前2味药入锅中，加水适量，煎煮30分钟，去渣取汁。将药渣用纱布包好，趁热外敷乳腺小叶增生处。将药汁与3000毫升开水同入足浴桶中，先熏蒸，后浸泡双足。每晚1次，每次30分钟，15天为1个疗程。

【功效主治】疏肝理气，化痰散结。适用于肝郁气滞型乳腺小叶增生，证见胸闷嗳气，乳房胀痛，结节随喜怒而消长。

消瘀散结汤治乳腺小叶增生

【药物组成】甘草10克，浙贝母、牡蛎各15克，鹿角、栝楼、香橼、乳香（后下）、没药（后下）各20克，白芍40克。

【制法用法】将上药放入药锅中，加适量清水，煎煮30分钟，去渣取汁，足浴。每日1次，每次30分钟。

【功效主治】理气活血，软坚化结。适用于乳腺小叶增生。

鹿角霜橘核汤治乳腺小叶增生

【药物组成】鹿角霜、巴戟天各20克，橘核50克，青皮15克。

【制法用法】将上药入锅中，加水适量，煎煮30分钟，去渣取汁。将药渣用纱布包好，趁热外敷乳腺小叶增生处。将药汁与3000毫升开水同入足浴桶中，先熏蒸，后浸泡双足。每晚1次，每次30分钟，15天为1个疗程。

【功效主治】调理冲任二脉，通络散结。适用于冲任失调型乳腺小叶增生。证见乳房胀痛，随月经来潮而加重，月经后减轻。

海藻连翘汤治乳腺小叶增生

【药物组成】海藻、连翘、昆布各20克，法半夏、浙贝母、青皮、陈皮、当归各15克，川芎10克。

【制法用法】将上药放入药锅中，加适量清水，煎煮30分钟，后去渣取汁，足浴。每日1次，每次30分钟。

【功效主治】疏肝健脾，活血行气，化痰软坚。适用于乳腺小叶增生。

贴 敷疗法

生地黄散治乳腺小叶增生

【药物组成】生地黄30克，木香15克，莪术20克。

【制法用法】将上药共研成细末，每次睡前取适量，以米醋调匀，敷贴患处，次日晨去除，连用至愈为止。

【功效主治】疏肝理气，化瘀消肿。适用于乳腺小叶增生。

艾灸疗法

【取穴】脑垂体、肾上腺、肝、子宫、卵巢等反射区；阳陵泉、足三里、三阴交、太溪等穴，注意辨证取穴实施灸法。

【操作】采用艾条悬灸，每天灸 1 次，每穴灸 10 ~ 15 分钟。10 次为 1 个疗程。停灸 3 日，继续下一个疗程。肝郁气滞者，以患者感觉局部舒适为宜，灸时可略短；冲任不调者，火力要足，灸时要长。

温馨提示

多食豆制品，豆制品中的植物雌激素对乳腺组织有一定的保护作用。

本病病程长，易反复，需坚持长期治疗，保持乐观情绪，避免抑郁、烦躁、焦虑。

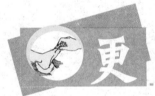 # 更年期综合征

更年期综合征是指妇女进入更年期后，由于精神心理、神经内分泌和代谢变化等因素所引起的各器官系统综合症候群。

更年期综合征也就是中医所称的"绝经前后诸症"，是由肾气渐衰、精血不足、脏腑功能失调、阴阳失衡所致。治疗以益阴潜阳、补益肝肾为主。

临床表现

情绪不稳定，易烦躁激动；忧郁、头晕心悸、潮热出汗、颜面与颈部皮肤潮红、手脚麻木、头痛失眠、腰酸、背部有蚁行感等。

按摩疗法

【有效经穴】涌泉、行间、太冲、太溪、三阴交、足三里、阳陵泉、足临泣、丰隆。

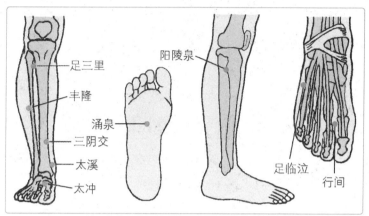

【有效反射区】肾、输尿管、膀胱、尿道、腹腔神经丛、垂体、大脑、甲状腺、甲状旁腺、子宫、卵巢、胸、胸腺、肝、胆、脾、下腹部、腹股沟。

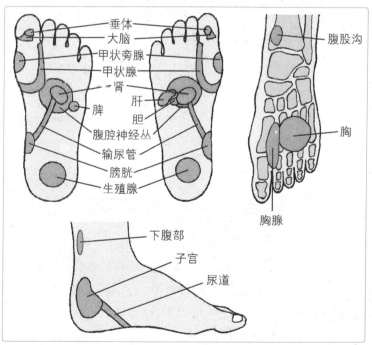

【按摩手法】用拇指点按涌泉、行间、太冲、太溪、三阴交、足三里、

阳陵泉、足临泣、丰隆穴各 30～50 次。用食指关节刮压基本反射区各 1～2 分钟；用食指关节点按垂体反射区 30～50 次；用拇指关节刮压大脑、甲状旁腺、甲状腺反射区各 30～50 次；用食指关节点按肝、胆、脾反射区各 1～2 分钟；用拇指指腹按揉子宫、卵巢、胸、胸腺反射区各 3～5 分钟；用拇指指腹推按下腹部、腹股沟反射区各 1～2 分钟。重复刮压基本反射区各 1～2 分钟。

足浴疗法

枸杞菊花苦丁茶治更年期综合征

【药物组成】枸杞叶 60 克，菊花 20 克，穿心莲 15 克，苦丁茶 3 克。

【制法用法】将上药同入锅中，加水适量，煎煮 30 分钟，去渣取汁，放入足浴桶中，浸泡双足 30 分钟。每晚 1 次，10 天为 1 个疗程。

【功效主治】滋补肝肾，平肝降火。适用于更年期综合征，证见月经紊乱，头昏耳鸣，五心烦热，急躁口苦。

金橘川芎汤治更年期综合征

【药物组成】金橘叶 50 克，青皮、川芎各 20 克，陈皮 30 克。

【制法用法】将上药同入锅中，加水适量，煎煮 30 分钟，去渣取汁，放入足浴桶中，浸泡双足 30 分钟。每晚 1 次，10 天为 1 个疗程。

【功效主治】疏肝解郁，理气化痰。适用于更年期综合征，证见胸胁及小腹胀满疼痛，抑郁不乐。

决明榆枝汤治更年期综合征

【药物组成】决明子、地榆、桑枝各 30 克。

【制法用法】将上药择净，放入药罐中，加清水适量，浸泡 5～10 分钟，水煎取汁，放入足浴盆中，待温度适宜时足浴。每日 2 次，每次 30 分钟，2 日 1 剂，连用 10 剂。

【功效主治】清热疏肝。适用于更年期综合征，证见心烦易怒，手足麻木不适，口干咽燥等。

郁金香合欢汤治更年期综合征

【药物组成】郁金香、合欢花各 30 克。

【制法用法】将上药择净，放入药罐中，加清水适量，浸泡 5 ~ 10 分钟，水煎取汁，放入足浴盆中，待温度适宜时足浴。每日 2 次，每次 30 分钟，每 2 日 1 剂，连用 10 剂。

【功效主治】镇静安神。适用于更年期综合征。

贴 敷疗法

益母草糊治更年期综合征

【药物组成】益母草 60 克，生地黄、五味子各 12 克。

【制法用法】将上药共捣烂成膏，敷贴双足涌泉穴。每日 1 次，连用 3 ~ 5 日。

【功效主治】凉血止血。适用于更年期综合征。

艾 灸疗法

【取穴】脑垂体、肾上腺、子宫、卵巢、失眠点等反射区；血海、足三里、三阴交、太冲、丰隆等穴，注意辨证取穴实施灸法。

【操作】艾条悬灸，每穴灸 10 ~ 15 分钟，每日 1 次，10 日为 1 个疗程，共 5 个疗程，每个疗程之间休息 3 ~ 5 天。

温馨提示

更年期综合征多属阴虚阳盛或阴阳两虚之证，经穴按摩时可根据辨证论治施行补泻手法。

注意劳逸结合，不要过度疲劳，少吃刺激性食物。

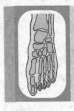

八、儿科疾病

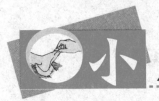 小 儿疳积

小儿疳积是指因喂养不当，或因疾病的影响，引起的慢性营养障碍。现代医学称为营养不良。本病可发生于任何年龄的小儿，但以婴幼儿多见。

临床表现

形体消瘦，精神萎靡，气血不荣，肚腹胀大，青筋显露，食欲不振。该病多见于 3 岁以下小儿，多有乳食不节、积滞或长期吐泻病史。

按摩疗法

【有效经穴】足三里、丰隆、上巨虚、三阴交、悬钟、公孙。

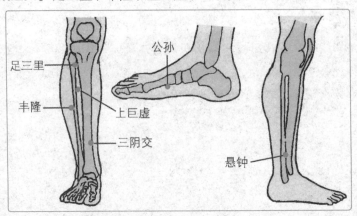

【有效反射区】肾、输尿管、膀胱、胃、十二指肠、小肠、脾、胰、上身淋巴结、下身淋巴结。

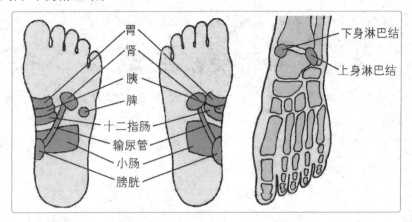

【按摩手法】用轻度手法依次按揉足三里、丰隆、上巨虚、三阴交、悬钟、公孙穴各50次。用轻度手法依次点按肾、膀胱、胃、十二指肠、小肠反射区各30次；用轻中度手法依次按压脾、胰、上身淋巴结、下身淋巴结反射区各50次；用轻度手法推按输尿管反射区30次。按摩时，手法要轻盈，力度要适中，以小儿能耐受为度。每日1次，10次为1个疗程。

足浴疗法

苍术山楂汤治小儿疳积

【药物组成】苍术、焦山楂各30克，白术、陈皮各20克。

【制法用法】将上药同入锅中，加水适量，煎煮30分钟，去渣取汁，放入足浴桶中，待温度降至30℃时，浸泡双足15分钟。每晚1次，10天为1个疗程。

【功效主治】健脾助运，理气开胃。适用于小儿疳积。

腹皮山楂神曲汤治小儿疳积

【药物组成】大腹皮20克，山楂、神曲各30克，薄荷15克。

【制法用法】将上药同入锅中，加水适量，煎煮30分钟，去渣取汁，放入足浴桶中，待温度降至30℃时，浸泡双足15分钟。每晚1次，10天为1个疗程。

【功效主治】健脾助运，理气开胃。适用于小儿疳积。

丹参红花汤治小儿疳积

【药物组成】丹参、当归各15克，艾叶20克，红花、香附、芒硝、陈皮、花椒各10克，小茴香5克。

【制法用法】将上药放入药锅中，加适量清水，煎煮30分钟，去渣取汁，足浴。每次20～30分钟，每天1次。

【功效主治】和胃化痰。适用于小儿疳积。

贴 敷疗法

白矾面粉糊治小儿疳积

【药物组成】白矾6克，面粉、米醋各适量。

【制法用法】将白矾研为细末，与面粉拌匀，加米醋适量，调为稀糊状，敷贴双足涌泉穴，用伤湿止痛膏固定。每日1次，连用5～7日。

【功效主治】和胃化痰。适用于小儿疳积。

香附半夏糊治小儿疳积

【药物组成】生香附、生半夏各4.5克，鸡蛋清适量。

【制法用法】将前2味药共研成细末，加鸡蛋清适量，调为稀糊状，敷贴双足涌泉穴，用纱布包扎固定。每日1次，5～7日为1个疗程。

【功效主治】健脾理气。适用于小儿疳积。

艾 灸疗法

【取穴】腹股沟、脾、胃等反射区，足三里、阴陵泉、三阴交、丰隆、地机、条口、涌泉等穴。

【操作】艾条点燃，采用悬灸法，每穴灸5～10分钟，每天1次，严重者每天可灸2次。

温馨提示

　　注意饮食调理，宜食富含营养易消化的食物，进食要定时定量，纠正偏食习惯。适当运动。

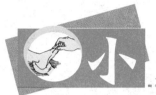小儿腹泻

　　婴幼儿消化系统发育不完善，各种消化酶分泌较少，活力较低，还不能适应食物质、量的较大变化，因此出现以大便稀溏、次数多为主要症状的腹泻。小儿腹泻病因很多，若能确定病因为某种特异性细菌或病毒，可称为细菌性或病毒性肠炎；若病原微生物不能确定，或由其他原因引起，则统称小儿腹泻。本病多见于夏秋季节，发病年龄多在2岁以下。

临床表现

　　❶ 伤食泻：脘腹胀满，时见腹痛，痛则欲泻，泻后痛减，粪便酸臭如败卵，嗳气，呕吐，不思乳食，夜卧不安，舌苔厚腻或微黄。

　　❷ 风寒泻：泄泻清稀，臭味不甚，肠鸣腹痛，或兼恶寒发热、舌苔白滑。

　　❸ 湿热泻：泻下稀溏，水分较多，或如水注，粪色深黄而臭，或微见黏液，腹部时感疼痛，食欲不振，肢体倦怠，发热或不发热，小便短黄，口渴，舌苔黄腻。

　　❹ 脾虚泻：大便稀溏，多见食后即泻，色淡不臭，时轻时重，面色萎黄，肌肉消瘦，神疲倦怠，舌淡苔白，易反复发作。

　　❺ 脾肾阳虚泻：久泻不止，食入即泻，粪质清稀，完谷不化，或见脱肛，形寒肢冷，面色㿠白，舌淡苔白，脉象微细。

按摩疗法

【有效经穴】足三里、公孙、三阴交、内庭、上巨虚、下巨虚。

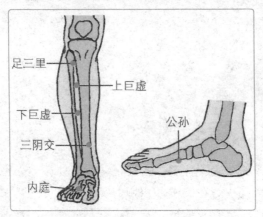

【有效反射区】腹腔神经丛、肾、输尿管、膀胱、胃、十二指肠、小肠、脾、胰、上身淋巴结、下身淋巴结。

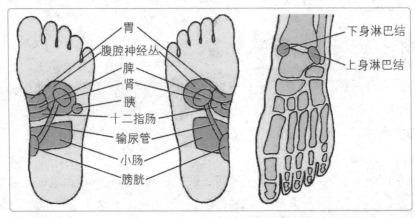

【按摩手法】按揉足三里、公孙、三阴交、内庭、上巨虚、下巨虚各50～100次，力度以局部酸胀、麻痛为度；依次点按腹腔神经丛、胃、十二指肠、小肠、脾、胰等反射区，每区点按2分钟，每分钟50～60次。用拇指自肾反射区斜推按至输尿管、膀胱反射区，每次推按5分钟。用拇指、食指和中指从两侧掐按上身淋巴结、下身淋巴结反射区各2分钟，每分钟50～60次。每日按摩2次，每10日为1个疗程，按摩以中等力度为宜。

足浴疗法

金丝草汤治小儿腹泻

【药物组成】金丝草9克。

【制法用法】将上药放入药锅中，加水500毫升，煮沸5～10分钟，待温后足浴，冷后可加温再洗。每日2～3次，连用2～3天。

【功效主治】清热止泻。适用于小儿腹泻。

鲜葎草汤治小儿腹泻

【药物组成】鲜葎草250克。

【制法用法】切碎放入药锅内，加水煎煮30分钟左右，去渣，取液置盆中，待温时将两足浸入并洗小腿。每日1次，每次20分钟。

【功效主治】清热化湿。适用于湿热泄泻。

二香干姜汤治小儿腹泻

【药物组成】藿香、香薷、干姜各20克。

【制法用法】将上药择净，放入药罐中，加清水适量，浸泡5～10分钟，水煎取汁，放入足浴盆中，待温度适宜时，计患儿赤足站立于药液中，以药液不超过踝关节为度。每次浸泡10分钟，每日2次，连用3～5天。

【功效主治】解表散寒，芳香化浊。适用于小儿腹泻，证见便泻清稀，甚至如水样，色淡臭气轻，腹痛肠鸣，脘闷食少，或兼有恶寒发热，鼻塞头痛，肢体酸痛，舌苔薄白或白腻等。

茜草赤石脂汤治小儿腹泻

【药物组成】茜草、赤石脂各30克，石榴皮20克，升麻15克。

【制法用法】将上药择净，加水浸泡20分钟左右，水煎取汁500～1000毫升，放入足浴盆中，先用毛巾蘸药液擦洗双足至膝下，待温度适宜时足浴，并用毛巾蘸药液擦至踝关节以上。每次10～20分钟，每日2～3次，连用2～3天。

【功效主治】涩肠止泻。适用于小儿腹泻，证见肢软无力。

贴 敷疗法

苦参糊治小儿腹泻

【药物组成】苦参、苍术各适量（热重用3倍苦参，湿重用3倍苍术）。

【制法用法】上药研末，用醋调成糊状，敷贴双足涌泉穴，外用纱布包裹，4～12小时换药1次，泻缓可延长。

【功效主治】清利止泻。适用于小儿腹泻。

大蒜朱砂饼治小儿腹泻

【药物组成】大蒜20克，朱砂0.3克。

【制法用法】将大蒜捣烂，加入朱砂，拌匀，压为分币大药饼，贴敷双足涌泉穴。每日1次，连用3～5日。

【功效主治】清热止泻。适用于小儿腹泻。

艾 灸疗法

【取穴】腹泻点、大肠等反射区，足三里、阴陵泉、三阴交、丰隆、大都等穴。

【操作】艾条点燃，采用悬灸法，每穴灸5～10分钟，每天1次，严重者每天可灸2次。

温馨提示

轻症原则上不禁食，母乳喂养者仍可进乳，人工喂养者可用稀释牛奶，暂停辅食和脂肪类食物。

重症吐泻频繁不能进食者，可禁食6～12小时，待呕吐、腹泻好转后，逐渐恢复正常饮食。

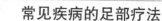

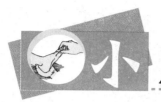 儿惊风

小儿惊风是指搐、搦、掣、反、颤、引、窜 7 个主要证候中的 1 个或 1 个以上为主要表现的一种病症，是儿科常见病症之一。年龄愈小，发病率越高。小儿惊风的病因是外感六淫，其中以风热、湿热为主；或湿热内蕴，引起热邪炽盛，或炼液为痰，痰热炽盛，热极、痰热生风；或因暴受惊恐，伤神伤志，神志不宁引起肝风而发。

临床表现

身体壮热，四肢拘急，筋脉牵制，项背强直，两目上视，牙关紧闭，抽搐昏迷或时抽时止。有时仅有摇头、某一肢体抽搐或面部肌肉抽动，面色苍白，精神倦态，嗜睡或昏迷，甚至四肢厥冷。中医学将前者称为急惊风，将后者称为慢惊风。

按摩疗法

【有效经穴】昆仑、太冲、大敦、解溪。

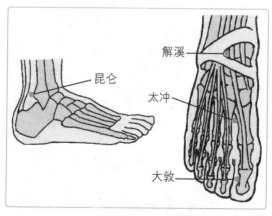

【有效反射区】大脑、肾上腺、垂体、甲状旁腺、扁桃体、脾、上身淋巴结。

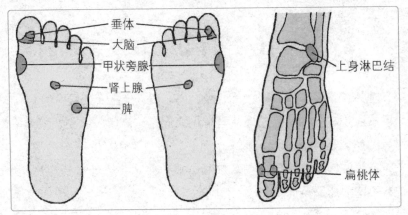

【按摩手法】按揉昆仑、太冲、大敦、解溪各 50 ~ 100 次。按摩大脑、肾上腺、垂体、甲状旁腺、扁桃体、脾、上身淋巴结反射区各 2 分钟。

足浴疗法

金菊钩藤汤治小儿惊风

【药物组成】金银花 30 克，菊花 10 克，钩藤 20 克。

【制法用法】将上药水煎，去渣留汁，待温时足浴，每日 1 剂。

【功效主治】辛凉发散，开窍镇惊。适用于小儿惊风。

陈皮萝卜汤治小儿惊风

【药物组成】陈皮 10 克，萝卜 50 克，竹叶 15 克。

【制法用法】将以上 3 味药水煎，去渣取汁，待温时足浴，每日 1 剂。

【功效主治】健胃，消食，镇惊。适用于小儿惊风。

贴敷疗法

附子蛋清糊治小儿惊风

【药物组成】附子 12 克，鸡蛋清适量。

【制法用法】将附子研为细末，用鸡蛋清调为稀糊状，敷贴双足涌泉穴，外用纱布包裹，胶布固定。每日1次。

【功效主治】回阳救逆。适用于小儿惊风。

吴萸芥子糊治小儿惊风

【药物组成】吴茱萸7克，白芥子3克，米醋适量。

【制法用法】将吴茱萸、白芥子共研成细末，用米醋调为稀糊状，涂敷手心、足心。每日1次，以愈为度。

【功效主治】化痰开窍。适用于小儿惊风。

艾灸疗法

【取穴】肝、脾、肾等反射区，足三里、阴陵泉、三阴交、丰隆、地机、条口、太冲、行间、公孙、涌泉等穴。

【操作】艾条点燃，采用悬灸法，每穴灸5～10分钟，每天1次，严重者每天可灸2次。

温馨提示

高热惊厥或温病惊厥者，夏季可给予西瓜汁、番茄汁、甘蔗汁，冬季可饮鲜橘水、食苹果泥。

幼小患儿抽搐不止时，可用鲜地龙捣烂如泥，加蜂蜜或白糖摊于纱布上，敷贴囟门以缓解痉挛。

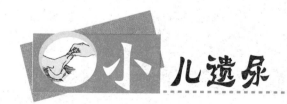

小儿遗尿是指5岁以上的小儿不能自主控制排尿，经常睡中小便自遗，醒后方觉的一种病证。小儿遗尿大多数属于功能性，常与白天疲劳程度、家

庭环境、对新环境的适应性等因素有关。此外，免疫系统、心理方面、发育状况、生殖功能异常或紊乱也是造成小儿遗尿的重要原因。中医学认为，小儿遗尿是由于肾气虚弱关摄不固、膀胱约束无力所致，治疗的重点是调理脏腑、温肾补气、固精缩尿。

临床表现

小儿睡中遗尿，遗尿后继续熟睡，伴腰膝酸软无力，精神不振，形体消瘦，头晕头痛，心烦神疲，记忆力减退，脸色苍白或灰暗，纳呆食少。

按摩疗法

【有效经穴】足三里、三阴交、阴陵泉。

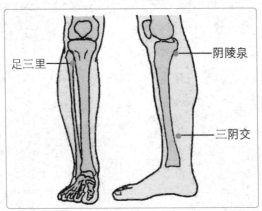

【有效反射区】肾、输尿管、膀胱、前列腺或子宫、尿道和阴道、大脑、骶骨、尾骨。

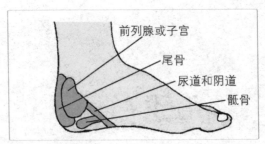

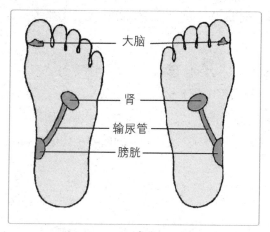

【按摩手法】用拇指指腹由轻到重，依次按揉肾、输尿管、膀胱、前列腺或子宫、尿道反射区，每个反射区的按摩时间为 3 ~ 5 分钟。并从肾反射区开始，经过输尿管反射区、膀胱反射区，直到前列腺或子宫、尿道反射区，推按数分钟。随后再按摩大脑、骶骨、尾骨等反射区。最后用拇指尖端点揉足三里、三阴交、阴陵泉穴各 2 分钟。

足浴疗法

山药益智汤治小儿遗尿

【药物组成】山药、益智仁各 30 克，乌药 20 克。

【制法用法】将上药同入锅中，加水适量，煎煮 30 分钟，去渣取汁，放入足浴桶中，待药液温度降至 30℃时，浸泡双足 20 分钟。每晚 1 次，10 天为 1 个疗程。

【功效主治】补肾，益气，缩尿。适用于小儿肾虚型遗尿。

龙胆草山栀方治小儿遗尿

【药物组成】龙胆草 5 克，生山栀 20 克，生地黄 30 克，黄柏 15 克，木通 10 克。

【制法用法】将上药同入锅中，加水适量，煎煮 30 分钟，去渣取汁，放入足浴桶中，待药液温度降至 30℃时，浸泡双足 20 分钟。每晚 1 次，10 天为 1 个疗程。

【功效主治】清肝泻热。适用于肝胆火旺型小儿遗尿。

桑螵菟丝子汤治小遗尿

【药物组成】桑螵蛸、菟丝子各10克。

【制法用法】将上药择净，放入铁锅中，加清水适量，水煎取汁，放入足浴盆中，待温度适宜时，浸洗双足。每次10~15分钟，每晚1次，每日1剂，连用5~7天。

【功效主治】补肾止遗。适用于小儿遗尿。

二叶止遗汤治小儿遗尿

【药物组成】淡竹叶、车前叶各20克。

【制法用法】将上药择净，放入铁锅中，加清水适量，水煎取汁，放入足浴盆中，待温度适宜时，浸洗双足。每次10~15分钟，每晚1次，每日1剂，连用5~7天。

【功效主治】清热止遗。适用于心经热盛型小儿遗尿。

贴 敷疗法

五倍子米醋糊治小儿遗尿

【药物组成】五倍子3克，米醋适量。

【制法用法】将五倍子研为细末，用米醋调为稀糊状，敷贴双足涌泉穴，夜敷晨取。每日1次，连用3~5日。

【功效主治】固肾止遗。适用于小儿遗尿。

艾 灸疗法

【取穴】肾、输尿管、膀胱等反射区，足三里、阴陵泉、三阴交、丰隆、行间、金门、涌泉等穴。

【操作】艾条点燃，采用悬灸法，每穴灸5~10分钟，每天1次，严重者每天可灸2次。

温馨提示

　　饮食应定时定量，晚上适当限制饮水量，保证充足的睡眠时间，睡前必须排尿。

　　在治疗过程中，应当经常鼓励患儿，以加强他们的信心。

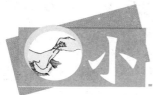 **儿厌食**

　　小儿厌食是指小儿长期食欲不振，甚至拒食的一种病症。若小儿的营养发育状态良好，只是偶尔厌食，则不属于小儿厌食。

　　现代医学认为，小儿厌食是由于体内缺锌，导致食欲和消化功能减退；或者喂食方式不当，如强迫进食，使得小儿情绪受影响，进而中枢神经系统功能改变，以致消化功能减退、食欲不振。此外，胃肠道疾病或全身性疾病、生活没有规律、气温过高、湿度过大等，都会影响小儿食欲。

　　中医称厌食为"纳呆"，主因是脾胃功能失调。脾胃素虚，或饮食不节、喂食不当伤及脾胃而致小儿厌食。

临床表现

　　临床分为虚、实两证。虚证患儿表现为体质虚弱或久病元气耗伤，致使脾胃消化无力，食欲不振，精神倦怠，乏力，面黄肌瘦，或大便稀，治疗以调补为主。实证患儿表现为因停食停乳，脾胃失调，恶心呕吐，食欲减退，睡眠不安，手足心热，腹胀或腹泻，治疗以消导为主。

按摩疗法

　　【有效经穴】足三里、上巨虚、丰隆、公孙。

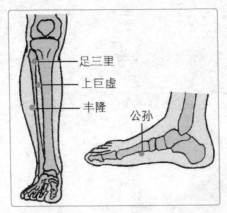

【有效反射区】胃、十二指肠、小肠、横结肠、降结肠、直肠及肛门、甲状腺。

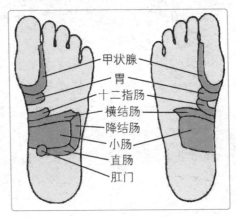

【按摩手法】用轻度手法依次按揉足三里、上巨虚、丰隆、公孙穴各30次。用轻度手法依次按压胃、十二指肠、甲状腺反射区各50次；用轻中度手法依次点按小肠、横结肠、降结肠、直肠及肛门反射区各30次。按摩时，手法要轻盈，力度要适中，以小儿能耐受为度。每日1次，5天为1疗程。

足浴疗法

陈皮山楂汤治小儿厌食

【药物组成】陈皮、淮山药各20克，山楂30克，白豆蔻2克。

【制法用法】将上药同入锅中，加水适量，煎煮30分钟，去渣取汁，放入足浴桶中，待药液温度降至30℃左右时，浸泡双足15分钟。每天1次，5天为1个疗程。

【功效主治】理气，开胃。适用于小儿厌食。

槟榔良姜汤治小儿厌食

【药物组成】槟榔、莱菔子各20克，高良姜15克。

【制法用法】将上药同入锅中，加水适量，煎煮30分钟，去渣取汁，倒入足浴桶中，待药液温度降至30℃左右时，浸泡双足15分钟，每天1次，5天为1个疗程。

【功效主治】消食，导滞，开胃。适用于小儿厌食。

二芽消食汤治小儿厌食

【药物组成】炒麦芽、炒谷芽各10克。

【制法用法】将上药择净，放入药罐中，加清水适量，浸泡5~10分钟，水煎取汁，放入足浴盆中，待温时足浴。每次15~20分钟，每日2次，每日1剂，连用7~10天。

【功效主治】化滞消积。适用于小儿厌食。

白术枳实汤治小儿厌食

【药物组成】白术、枳实、大黄、槟榔、芒硝各等量。

【制法用法】将上药择净，放入药罐中，加清水适量，浸泡5~10分钟，水煎取汁，放入足浴盆中，待温时足浴。每次15~20分钟，每日2次，每日1剂，连用7~10天。

【功效主治】健脾消积。适用于小儿厌食。

贴 敷疗法

吴萸椒矾散治小儿厌食

【药物组成】吴茱萸、白胡椒、白矾各等份。

【制法用法】上药共研成细末。每次取药粉20克，用陈醋调和成软膏状，敷贴双足涌泉穴，外用纱布包裹固定。每日换药 1 次。

【功效主治】温中散寒，清热燥湿。适用于虚寒型小儿厌食。

艾灸疗法

【取穴】腹股沟、脾、胃等反射区，足三里、阴陵泉、三阴交、丰隆、地机、条口、涌泉等穴取穴。

【操作】艾条点燃，采用悬灸法，每穴灸 5～10 分钟，每天 1 次，严重者每天可灸 2 次。

温馨提示

预防小儿厌食需饮食有节，不挑食、不偏食。

小儿日常饮食应结构合理，可常吃健胃消食之品，如芜荽、萝卜、芹菜、苹果、山楂、香蕉等。

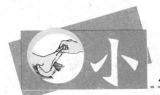 儿呕吐

小儿呕吐是指乳、食经口吐出。任何引起脾胃功能失调，使胃失和降、胃气上逆的外感、内伤均可引起小儿呕吐。引起呕吐的常见原因有伤食、胃寒、胃热等。

临床表现

胃热吐表现为食入即吐，吐物酸臭，口渴喜饮，牙龈肿痛，口臭，面红唇赤，小便黄少，大便秘结。治宜清热和胃，降逆止呕。

胃寒吐多由过食生冷或腹部受寒引起，表现为食物不消化，无明显腥臭，呕吐时发时止，腹胀，不思饮食，大便稀溏。治宜温中散寒，和胃止呕。

伤食吐的特点是呕吐物酸臭，不思乳食，恶心，腹胀，气出秽臭，吐前不安，吐后安静，大便酸臭。治宜消食导滞，和胃止呕。

按摩疗法

【有效经穴】足三里、涌泉、太冲。

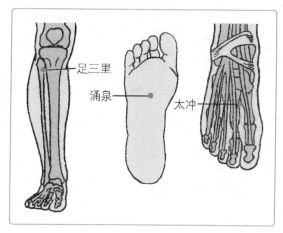

【有效反射区】脾、胃、胰、十二指肠、小肠、肾、食管、腹股沟、上身淋巴结、下身淋巴结、横结肠、降结肠、乙状结肠。

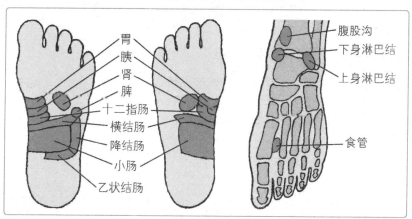

【按摩手法】用拇指按压足三里、涌泉、太冲各1分钟。以轻度手法刺激脾、胃、胰、肾反射区，定点按压小肠、十二指肠、横结肠、降结肠、乙状结肠、腹股沟、食管反射区，由上至下刮压上身淋巴、下身淋巴结反射区，约10分钟。以中度手法反复刺激以上穴区各5~10次，约15分钟。再以轻度手法推压足部，力度舒缓，约15分钟。

足 浴疗法

葱姜汤治小儿呕吐

【药物组成】大葱、生姜、陈皮各适量。

【制法用法】将上药择净，大葱切段，生姜切片，陈皮切丝，放入药罐中，加清水适量，浸泡5~10分钟，水煎取汁，放入足浴盆中，待温时足浴。每次15~20分钟，每日2~3次，每日1剂，连用2~3天。

【功效主治】温胃止呕。适用于小儿呕吐，证见胃脘冷痛，四肢不温。

莱菔子山楂方治小儿呕吐

【药物组成】莱菔子、橘皮各30克，生山楂10克。

【制法用法】将以上3味药入锅，加水适量，煎煮30分钟，去渣取汁，与3000毫升开水同入足浴桶中，先熏蒸，后浸泡双足。每晚1次，每次30分钟，3天为1个疗程。

【功效主治】消食导滞，和胃止吐。适用于食滞停积型小儿呕吐，证见呕吐酸腐食物，脘腹胀满，嗳气厌食，大便不畅，舌苔黄腻。

二芽汤治小儿呕吐

【药物组成】炒麦芽、炒谷芽各等量。

【制法用法】将上药择净，放入药罐中，加清水适量，浸泡5~10分钟，水煎取汁，放入足浴盆中，待温时足浴。每次15~20分钟，每日2~3次，每日1剂，连用2~3天。

【功效主治】化食止呕。适用于小儿呕吐，证见呃逆，呕吐酸腐，大便稀溏等。

枳实大黄方治小儿呕吐

【药物组成】枳实15克，生大黄10克，橘皮30克。

【制法用法】将以上 3 味药入锅中，加水适量，煎煮 30 分钟，去渣取汁，与 3000 毫升开水同入足浴桶中，先熏蒸，后浸泡双足。每晚 1 次，每次 30 分钟，3 天为 1 个疗程。

【功效主治】清热泻下，导滞止吐。适用于食滞停积型呕吐，证见呕吐酸腐食物，腹胀较甚、腹痛、大便秘结、舌苔黄腻。

贴 敷疗法

天南大黄糊治小儿呕吐

【药物组成】天南星 2 克，生大黄 3 克，吴茱萸 5 克，米醋适量。

【制法用法】将上药研为细末，用米醋调为稀糊状，敷贴双足涌泉穴，外用纱布包裹固定。每日 1 次，连用 4 日。

【功效主治】温中止呕。适用于小儿呕吐。

椒曲葱白糊治小儿呕吐

【药物组成】胡椒 15 个，酒曲 3 个，葱白 10 根。

【制法用法】将上药混合，捣烂成膏状，敷贴双足涌泉穴。每日 1 次，连用 3～5 日。

【功效主治】健脾止呕。适用于小儿呕吐，证见反胃，朝食暮吐或暮食朝吐，胃脘胀痛，精神疲软。

艾 灸疗法

【取穴】腹股沟、脾、胃等反射区，足三里、阴陵泉、三阴交、丰隆、地机、条口、涌泉等穴。

【操作】艾条点燃，采用悬灸法，每穴灸 5～10 分钟，每天 1 次，严重者每天可灸 2 次。

温馨提示

　　呕吐频繁或因伤食呕吐者应禁食，待病情缓解后，酌情给予流质、半流质饮食。

　　注意采用婴幼儿喂养的正确方法，乳食有节，进食不可过快或过饱。

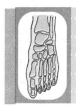

九、五官科疾病

 牙痛

牙痛是口腔科疾病常见症状之一。无论是牙齿还是牙周疾病都可引发牙痛。中医学认为，阳明伏火与风热之邪相搏，风火上扰；风寒之邪客于牙体；肝肾亏虚，虚火上炎；虫蚀成龋等，均可导致牙痛。

临床表现

以牙痛为主，常有龋齿、牙髓炎、牙本质过敏、根尖周围炎、冠周炎、牙龈炎、牙周脓肿等。

按摩疗法

【有效经穴】足三里、三阴交、照海、行间、太溪、公孙、大敦、足临泣。

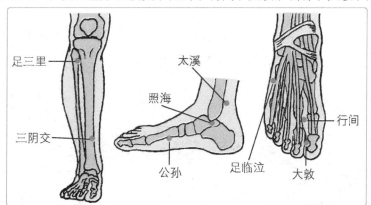

【有效反射区】腹腔神经丛、肾、输尿管、膀胱、肾上腺、胃、十二指肠、小肠、大肠、上颌、下颌、三叉神经、颈项、上身淋巴结。

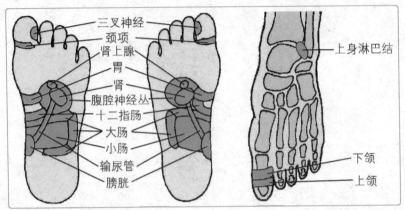

【按摩手法】用重度手法依次按揉足三里、三阴交、照海、行间、太溪、公孙、大敦、足临泣穴各 100 次；用轻中度手法依次点压腹腔神经丛、肾、膀胱、肾上腺反射区各 50 次；用中度手法依次推按输尿管、胃、大肠反射区各 100 次；用中重度手法依次按压十二指肠、小肠、上颌、下颌、三叉神经、颈项、上身淋巴结反射区各 50 次。按摩时，频率要均匀，力度要适中，以局部有酸胀、麻痛感为度。每日 1~2 次，5 天为 1 个疗程。

足浴疗法

生石膏汤治牙痛

【药物组成】生石膏 30 克，薄荷、地骨皮、赤芍、当归各 15 克，升麻 10 克，细辛 5 克。

【制法用法】将上药择净，放入药罐中，加清水适量，浸泡 5~10 分钟，水煎取汁，放入足浴盆中，待温度适宜时浸泡双足。每日 2 次，每次 10~30 分钟，每日 1 剂，连用 5~10 天。

【功效主治】清热泻火。适用于牙痛。

荆芥防风汤治牙痛

【药物组成】荆芥、防风、牡丹皮各 4.5 克，生地黄 9 克，甘草、青皮各 3 克，生石膏 15 克。

【制法用法】将上药放入药锅中，加适量清水，煎煮 30 分钟，去渣取汁，足浴。每日 1 次，每次 30 分钟。

【功效主治】疏风泻火，凉血止痛。适用于风火型牙痛。

双皮汤治牙痛

【药物组成】地骨皮、生石膏各 60 克，牡丹皮、防风各 12 克，菊花 30 克。

【制法用法】将上药放入药锅中，加适量清水，煎煮 30 分钟，去渣取汁，足浴。每日 2～3 次，每次 30 分钟。

【功效主治】清热泻火。适用于风火型牙痛。

生大黄元明粉汤治牙痛

【药物组成】生大黄、元明粉各 30 克。

【制法用法】将生大黄入锅，加水适量，煎煮 10 分钟，去渣取汁，调入元明粉。待元明粉溶化，药汁温度降至 30℃ 左右时，取 1 小杯漱口，然后将剩余药汁放入足浴桶中，浸泡双足 30 分钟。每晚 1 次，3 天为 1 个疗程。

【功效主治】清热泻火，通便止痛。适用于牙周炎、牙周脓肿、牙髓炎等引起的牙痛，伴大便秘结。

贴 敷 疗 法

吴茱萸糊治牙痛

【药物组成】吴茱萸 30 克。

【制法用法】将上药研为极细末，均分成 5 份，装瓶备用。每次取药末 1 份，用醋调成糊状，敷贴双足涌泉穴，每日换药 1 次。

【功效主治】清热泻火。适用于牙痛。

艾 灸 疗 法

【取穴】大脑、小脑、三叉神经、头部、眼、头痛点、牙等反射区，足三里、三阴交、太冲、涌泉、丘墟、行间、内庭等穴。

【操作】艾条点燃，采用悬灸法，每穴灸5～10分钟，每天1次，严重者每天可灸2次。

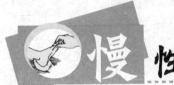

忌食过冷、过热或过硬食物，最好进食流质或半流质清淡食物。

足浴疗法止牙痛效果较好，但牙痛病因较为复杂，应针对病因进行治疗。

慢性鼻炎

慢性鼻炎是指鼻腔黏膜及黏膜下层慢性炎症。急性鼻炎反复发作或治疗不彻底，是造成慢性鼻炎最常见原因。

临床表现

鼻塞常交替发生，鼻涕或多或少，或清或黄。重者鼻塞常为持续性，且伴有头昏、头胀、咽部不适。检查可见鼻黏膜充血肿胀。

按摩疗法

【有效经穴】内庭、太白。

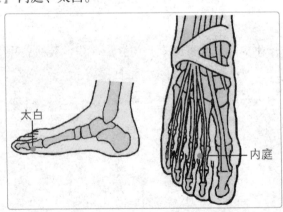

太白

内庭

【有效反射区】鼻、额窦、肺及支气管、颈项、肾、输尿管、膀胱。

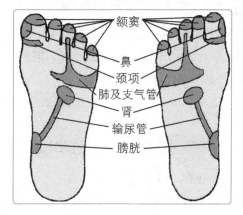

【按摩手法】按揉内庭、太白各 50～100 次，力度以酸胀、麻痛为度。重点推按肺及支气管反射区 100～200 次，力度稍重，以酸胀、麻痛为佳；点按鼻、额窦、颈项、肾、膀胱各反射区 50～100 次；推压输尿管反射区 50～100 次。

足浴疗法

苍耳子辛夷汤治慢性鼻炎

【药物组成】苍耳子、枇杷叶各 50 克，辛夷 15 克，白芷 20 克。

【制法用法】将上药入锅，加水适量，煎煮 30 分钟，去渣取汁，与 3000 毫升开水同入足浴桶中，先熏蒸，后浸泡双足。每晚 1 次，每次 30 分钟，7 天为 1 个疗程。

【功效主治】疏风，养肺，通窍。适用于单纯性慢性鼻炎。

辛夷花汤治慢性鼻炎

【药物组成】辛夷花、苍耳子、杭白芷、薄荷各 10 克。

【制法用法】将上药择净，放入药罐中，加清水适量，浸泡 5～10 分钟，水煎取汁，将药液倒入足浴盆中，加温水少许，待温度适宜时浸泡双足。每日 2 次，每次 10～30 分钟，每日 1 剂，连用 7～10 天。

【功效主治】疏风宣肺，通窍理气。适用于慢性鼻炎。

脱敏汤治慢性鼻炎

【药物组成】紫草、茜草、徐长卿、墨旱莲各 10 克，蝉蜕 3 克。

【制法用法】将上药放入药锅中，加适量清水，煎煮 30 分钟，去渣取汁，足浴。每日 1 次，每次 30 分钟。

【功效主治】清热疏风，脱敏止嚏。适用于慢性过敏性鼻炎。

芫花根冰片汤治慢性鼻炎

【药物组成】新鲜芫花根 150 克，冰片 3 克。

【制法用法】将芫花根连皮切成片，入锅中加水适量，煎煮 30 分钟，去渣取汁，调入冰片，与 3000 毫升开水同入足浴桶中，先熏蒸，后浸泡双足。每晚 1 次，每次 30 分钟，7 天为 1 个疗程。

【功效主治】疏风养肺通窍。适用于单纯性慢性鼻炎。

贴 敷 疗 法

大蒜治慢性鼻炎

【药物组成】大蒜适量（独头蒜尤佳）。

【制法用法】大蒜去衣，捣成泥状，贴敷双足涌泉穴，外用纱布包裹固定。

【功效主治】导引拔毒。适用于慢性鼻炎。

艾 灸 疗 法

【取穴】照海、中封、太溪。

【操作】艾条点燃，采用悬灸法，每穴灸 5～10 分钟，每天 1 次，严重者每天可灸 2 次。

温馨提示

坚持体育锻炼，增强机体对各种不良环境的抵抗力。

注意营养，多吃富含维生素的食物及清热益肺的食物，如马齿苋、黄瓜、荸荠、藕、百合等。

 **慢性咽炎**

慢性咽炎为咽部黏膜、黏膜下层及淋巴组织慢性炎症，多因急性咽炎反复发作、迁延不愈，各种鼻病、呼吸道、口腔慢性炎症或局部刺激所致。多见于成年人，病程长，症状顽固，较难治愈。

临床表现

咽部异物感，咽痒、发胀或干燥，堵塞感较明显，并随吞咽动作而上下。有时可引起剧烈咳嗽，反射性恶心，伴有失眠、焦虑不安、虚弱无力等。

按摩疗法

【有效经穴】内庭、照海、太溪、涌泉、大敦。

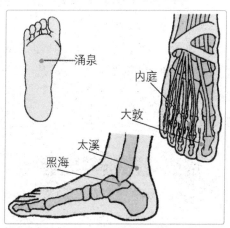

涌泉
内庭
大敦
太溪
照海

【有效反射区】肾、扁桃体、咽喉、输尿管、膀胱、肺及支气管、颈项、鼻、声带、上颌、下颌、口腔、心、肝、脾、胃、小肠、大肠。

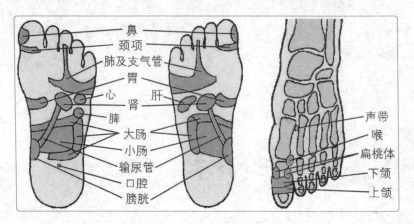

【按摩手法】用中度手法依次按揉内庭、照海、太溪、涌泉、大敦穴各100次。用中重度手法依次点按肾、扁桃体、咽喉、膀胱、颈项反射区各100次；用中度手法依次推按输尿管、肺及支气管、胃、小肠、大肠反射区各50次；用轻度手法依次按压鼻、声带、上颌、下颌、口腔、心、肝、脾反射区各100次。按摩时，频率要均匀，力度要适中，以局部有酸胀、麻痛感为度。每日1~2次，5天为1疗程。

足浴疗法

二根汤治慢性咽炎

【药物组成】山豆根、板蓝根各15克，玄参、石斛各10克。

【制法用法】将上药择净，放入药罐中，加清水适量，浸泡5~10分钟，水煎取汁，放入足浴盆中，待温度适宜时浸泡双足。每日2次，每次10~30分钟，2日1剂，连用5~10剂。

【功效主治】利咽消肿。适用于慢性咽炎。

天花僵蚕汤治慢性咽炎

【药物组成】天花粉、白僵蚕、薄荷、川芎、紫苏叶各10克，冰片2克。

【制法用法】将上药择净，放入药罐中，加清水适量，浸泡 5 ~ 10 分钟，水煎取汁，加入冰片溶化，待温度适宜时浸泡双足。每日 2 次，每次10 ~ 30 分钟，2 日 1 剂，连用 5 ~ 10 剂。

【功效主治】利咽消肿。适用于慢性咽炎。

玄参桔梗汤治慢性咽炎

【药物组成】玄参20 克，桔梗15 克，射干30 克，生甘草5 克。

【制法用法】将上药同入锅中，加水适量，煎煮 30 分钟，去渣取汁，与 3000 毫升温水同入足浴桶中，浸泡双足30 分钟。每晚 1 次，7 天为 1 个疗程。

【功效主治】滋阴润燥，利咽解毒。适用于慢性咽炎。

桑白皮冰片汤治慢性咽炎

【药物组成】新鲜香蕉皮250 克，桑白皮100 克，冰片3 克。

【制法用法】将香蕉皮洗净，切碎，与桑白皮同入锅中，加水适量，煎煮 30 分钟，去渣取汁，调入冰片，与 3000 毫升温水同入足浴桶中，浸泡双足 30 分钟。每晚 1 次，7 天为 1 个疗程。

【功效主治】滋阴润燥，利咽解毒。适用于慢性咽炎。

贴 敷疗法

吴茱萸米醋糊治慢性咽炎

【药物组成】吴茱萸 2 克，米醋适量。

【制法用法】吴茱萸研为细末，用米醋调成糊状，敷贴双足涌泉穴，外用胶布固定。每日 1 次，连用 5 日。

【功效主治】上病下取，引热下行。适用于慢性咽炎。

艾 灸疗法

【取穴】大脑、小脑、鼻、喉头等反射区，足三里、三阴交、太冲、照海、丘墟、行间、内庭等穴。

【操作】艾条点燃，采用悬灸法，每穴 5 ~ 10 分钟，每天 1 次，严重者每天可灸 2 次。

温馨提示

注意休息，少讲话，保持室内温暖、空气流通。

保持心情舒畅，增强体质，预防感冒，忌吸烟饮酒，避免有害气体的不良刺激。

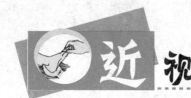

近视

近视是常见眼科疾病，在屈光静止状态下，远处物体不能在视网膜成像，而是在视网膜之前成像，从而造成视觉上看远方物体模糊不清。

现代医学认为，近视是由遗传因素、环境因素、眼球形状异于正常所致。中医学称近视为"能近怯远症"，认为主要由于先天禀赋不足，肝血虚、肾精亏，不能贯注于目，导致光华不能发越。

临床表现

远处的物体、字迹模糊不清，难以辨认，经常出现眼胀、视力疲劳、头痛等。

按摩疗法

【有效经穴】足三里、三阴交、太冲、太溪、行间、照海、公孙。

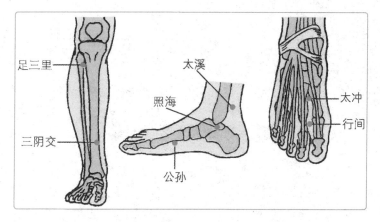

【有效反射区】肾、输尿管、膀胱、肾上腺、腹腔神经丛、眼、肝、甲状腺、大脑、小脑及脑干、三叉神经。

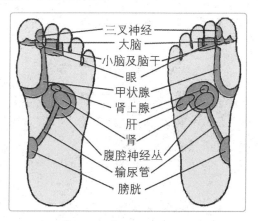

【按摩手法】用中度手法依次按揉足三里、三阴交、太冲、太溪、行间、照海、公孙穴各 50 次；用轻度手法依次点按肾、输尿管、膀胱、肾上腺反射区各 50 次；用中重度手法依次按压腹腔神经丛、眼、肝、甲状腺、大脑、小脑及脑干、三叉神经反射区各 100 次。按摩时频率要均匀，力度要适中，以局部有酸胀、麻痛感为度。每日 2 次，10 天为 1 个疗程。

足浴疗法

桑葚丹楂液治近视

【药物组成】桑葚、党参、山药、丹参、生山楂、泽泻、枳壳各 15 克，

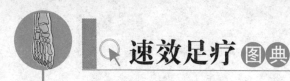

五味子6克。

【制法用法】将上药放入药锅中，加适量清水，煎煮30分钟，去渣取汁，足浴。每日1次，每次30分钟。

【功效主治】益肾生精，健脾补气，降浊通络。适用于近视。

青葙子谷精草汤治近视

【药物组成】青葙子、谷精草各15克。

【制法用法】将上药择净，放入药罐中，加适量清水，浸泡5~10分钟，水煎取汁，取适量药液放入茶杯中，用干净手巾蘸药液热敷双眼，药液冷后可加热再敷，每日2次。余药液放入足浴盆中，待温度适宜时浸泡双足，每日2次，每次10~30分钟，每日1剂，连用1周。

【功效主治】明目益晴。适用于近视。

桑螵蛸汤治近视

【药物组成】桑螵蛸、覆盆子、菟丝子、淮山药、白术、焦神曲各15克。

【制法用法】将上药放入药锅中，加适量清水，煎煮30分钟，去渣取汁，足浴。每日1次，每次30分钟。

【功效主治】健脾，固肾，涩精。适用于近视。

当归二藤首乌汤治近视

【药物组成】当归、鸡血藤、夜交藤、何首乌各15克。

【制法用法】将上药择净，放入药罐中，加适量清水，浸泡5~10分钟，水煎取汁，取适量药液放入茶杯中，用干净手巾蘸药液热敷双眼，药液冷后可加热再敷，每日2次。余药液放入足浴盆中，待温度适宜时浸泡双足，每日2次，每次10~30分钟，每日1剂，连用1周。

【功效主治】养肝明目。适用于近视，证见视力疲劳，视物模糊，眼目干涩，头晕心悸，失眠多梦等。

贴敷疗法

地冬膏治近视

【药物组成】生地黄 120 克，天冬、菊花各 60 克，枳壳 90 克。

【制法用法】上药共研成细末，以白蜜调和成软膏状备用。每次取药膏适量，贴敷双侧涌泉穴，外用纱布覆盖，胶布固定。晚上贴敷，次日晨去除。每日 1 次。

【功效主治】凉血解毒，理气明目。适用于近视。

艾灸疗法

【取穴】行间、厉兑、太溪、足三里、丰隆等。

【操作】点燃艾条后，悬于穴位之上，艾火距离皮肤 2 厘米左右进行熏烤，中重度刺激，至局部皮肤发红，每穴灸 10 分钟，每日 1 次。

温馨提示

适当运动，增强体质，劳逸结合，远近兼顾，预防近视。

养成良好的饮食习惯，保证充足全面的营养。